LAURA NAUDIN
Témoignage

Un cancer et mille aiguilles

ISBN : 979-10-699-7794-5
Illustration : Claire Napolitano

Dépôt légal : Septembre 2021
Imprimé à la demande par Amazon

Pourquoi ce livre ?

À 10 ans, j'ai lu « Le journal d'Anne Frank » depuis, je n'ai jamais cessé d'écrire dans mon journal intime avec l'espoir secret d'être moi aussi publiée un jour… sans la fin tragique !
Au Collège, ma professeure de Français, Mme Haida a fait évoluer mon goût pour l'écriture et j'ai créé un blog que je continue d'alimenter aujourd'hui.

J'ai la chance d'avoir mes quatre grands-parents, ce livre leur est principalement destiné. Certains détails pourraient donc sembler futiles, mais je dois vous préciser que je me suis retenue d'expliquer ce qu'est Instagram.

Peut-être servira-t-il à toutes celles et ceux qui passent par l'épreuve du cancer et qui pourront se reconnaître ou à leur entourage qui ne sait pas toujours comment réagir.

Avec la retranscription de mon journal intime, je souhaite me libérer du poids de la maladie et lever le tabou afin que vous osiez parler du cancer.

Parce que je ne veux rien effacer, je ne veux rien oublier, c'est mon histoire.

Remerciements

Merci à mon copain, Flavien,
à mes parents ,Valérie et Pascal,
à mes beaux-parents, Laurence et Patrick,
pour leur patience, leur écoute
et l'aide dont j'avais besoin.

Merci à l'équipe onco-hémato
de l'hôpital Bretonneau à Tours.

De fil en aiguille

Janvier 2018,

— C'est quoi une dépression ? Une grosse déprime ? Bon bah j'ai certainement ça.

Moi l'hyperactive, je n'ai plus envie de rien. Mon CDD vient de se terminer et je passe mes journées sur le canapé. J'en ai marre de tout. C'est à cause de cet appart' aussi ! Il y fait froid, c'est trop petit pour deux. Et même si je suis contente que mon copain, Flavien, soit de plus en plus chez moi, après sept mois de relation, j'ai l'impression que cela m'étouffe. Je n'ai pas l'habitude.

Je dois m'occuper de ces plaques qui me démangent sur le visage et le cou. Elles sont apparues en août 2017, juste après l'opération de mon talon. Nous avons bien cru que la masse dans mon os était cancéreuse… Mais non, c'était un genre de kyste. Mon talon ressemblait à une coquille vide, donc très fragile. Le « trou » a été comblé par des biomatériaux et de l'os de mon bassin. S'ensuivirent des mois de béquilles.

Pour mes démangeaisons, j'ai vu une première dermatologue qui hésitait entre psoriasis et eczéma, elle m'a prescrit un médicament trop fort que j'ai refusé. Le deuxième m'explique que ce sera réglé avec l'arrivée des beaux jours, car ma peau manque de soleil et il me suggère sa cabine UV. Pas convaincue du tout, je souhaite un troisième avis, je me tourne vers le service de dermatologie de l'hôpital de Tours où un interne me prescrit de nouvelles crèmes. Mais après ces trois avis non concluants et une dizaine de crèmes plus ou moins douces et saines, je cherche des solutions alternatives pour me débarrasser de mes plaques et en profiter pour être moins stressée. Je tente donc d'aller voir une magnétiseuse, je teste des applications de méditation et le shiatsu. Rien de ce que j'essaie n'élimine mes plaques.

Pour mon pied, j'ai des séances de kiné toutes les semaines depuis décembre et chaque fois j'ai mal quelque part ou je ne suis pas en forme. Je me confie à ma kiné et m'excuse, car ce n'est pas mon habitude.

22 heures, un soir de mars, une forte douleur m'oppresse la poitrine. Mon cœur ? Mes poumons ? Je ne suis pas du genre à m'inquiéter alors je décline la proposition de mon copain qui souhaite l'intervention de SOS médecin.

— Ça n'a duré que quelques secondes ! Pas de quoi s'alarmer. Mais je suis épuisée, je vais me coucher.

Je prends rendez-vous chez mon médecin traitant. Je lui explique qu'en ce moment je ne suis pas en forme, je crois que je déprime. Rien à signaler pendant l'auscultation. Elle pense à un rejet de la greffe de l'os de mon talon. Comme j'ai un contrôle en avril, en orthopédie, avec le professeur qui m'a opérée, je vais faire un check-up complet. Pour prouver qu'il n'y a rien nulle part et que le problème vient de mon talon. Test sanguin, test urinaire et une radio des poumons qu'elle me conseille d'effectuer dans la clinique privée à côté de chez moi, pour aller plus vite.

Quelques jours plus tard, nous sommes à Bordeaux pour le concert de Bigflo et Oli, mon cadeau d'anniversaire offert par Flavien pour mes 24 ans. La veille, je ressens de nouveau cette douleur à la poitrine, suivie d'un grand malêtre. Je promets à Flavien de réaliser ma prise de sang en rentrant, cela fait une semaine que je traîne les pieds pour me rendre au laboratoire.

Prise de sang faite ! Deux jours après, le remplaçant de mon médecin m'appelle un peu affolé.

— Mademoiselle vous vous sentez bien ? Vous arrivez à tenir debout et faire vos activités ?

— Oui, je vais bien, je suis en forme.

Mon taux de globules blancs a explosé, il y a une infection quelque part. Je ne m'alerte pas, c'est certainement mon pied, mais cela m'embête s'il faut recommencer l'opération de ce maudit talon ou… c'est peut-être le bilan d'un autre patient.

Lors de ma radio, la semaine suivante, la radiologue me demande si je tousse. Effectivement, je toussote depuis plusieurs semaines comme un rhume qui ne veut pas sortir, rien de surprenant en ce début de printemps. Je passe dans la salle d'échographie pour examiner la totalité de ma poitrine et de mon ventre. À la suite des examens, le docteur de la clinique m'explique qu'il voit une masse de onze centimètres dans mon poumon gauche et que cela peut être une pneumopathie. Il me prescrit un scanner et je repars avec ma radio sous le bras. Je décide de prendre rendez-vous dans le public, là où j'ai été soignée pour mon pied. Le scanner est prévu dans un mois, mi-mai.

Entre-temps, j'ai rendez-vous avec le Professeur pour le troisième contrôle de mon talon. Mon pied va bien, mais il juge ma radio des poumons inquiétante et le délai pour passer le scanner, beaucoup trop long. Il appelle le service d'imagerie.

— Tu as quoi de disponible avant la fin de la semaine ?

Nous sommes lundi, il réussit à m'avoir un créneau pour vendredi, soit vingt jours avant la date prévue. Il m'explique également que pour les personnes plus âgées, à la suite d'une greffe comme j'ai eu, une radio des poumons est systématiquement pratiquée. Nous aurions peut-être vu cette masse plus tôt.

Je me sens de plus en plus faible, je ne supporte plus mon soutien-gorge qui m'oppresse, j'ai mal à l'épaule, je ne sais pas ce qu'il se passe dans mon corps, mais quelque chose ne va pas. Maman décide de m'emmener aux urgences. Un monde fou patiente dans la salle, je peine à tenir debout. L'interne nous fait rapidement venir.

— Si vous venez passer un scanner plus tôt, vous pouvez rentrer chez vous ou vous pouvez attendre 6 à 10 heures, mais on ne fera rien de plus.

Malgré son discours virulent, je décide de patienter, car je ne suis vraiment pas en forme et je ne comprends pas pourquoi. Au bout de deux heures, je suis prise en charge. La docteure prend mon cas plus au sérieux. Prise de sang, nouvelle radio… Arrive le soir, le médecin me propose de rester ou de revenir demain pour un doppler afin de contrôler si mes artères ne sont pas bouchées. J'habite à côté, je choisis de rentrer dormir dans mon lit. Je me repose très mal en ce moment alors Flavien dort sur le canapé. Il souhaite rester à mes côtés et ne rentre presque plus chez ses parents.

Le lendemain, accueil glacial de la part du radiologue qui va réaliser mon doppler. Il ne comprend pas l'intérêt de l'examen et ronchonne qu'il ne servira à rien, qu'il ne trouvera rien. Au bout de quelques minutes à appuyer fort sur mon cou, son visage change, il ne me regarde pas et part chercher un collègue. Il a vu une masse derrière ma clavicule. À deux ils comptent et ils mesurent sans m'expliquer, je comprends que d'autres masses sont visibles. Je me rhabille et ris pour masquer mon agacement.

— Vous voyez, finalement, je ne suis pas venue là pour rien !

Ils me disent simplement d'attendre le scanner pour connaître la nature des masses.

Vendredi 27 avril, je me rends au scanner pendant que Flavien passe son test de TOEIC. C'est un examen d'anglais qu'il doit obtenir pour valider son diplôme. Avec mon pied, j'ai l'habitude, je sais comment se déroule un scanner, cela devrait aller assez vite. Lorsque l'infirmière revient à la fin de l'examen, je sens à son sourire gêné et l'intonation de sa voix que quelque chose cloche. Je ris nerveusement en rejoignant maman dans la salle d'attente. Pas le temps de tout lui expliquer, le radiologue arrive.

— Il y a plusieurs anomalies. Ce n'est pas rien… j'ai pris les devants, vous avez rendez-vous lundi avec une pneumologue de Bretonneau.

Soit seulement trois jours après. Rien de rassurant, mais je reste sereine. Cela ne sert à rien de s'inquiéter tant que nous ne savons pas.

Tout le monde cogite lors de ce long week-end. Je vais au rendez-vous décidée à savoir ce que j'ai ! Avec tous ces non-dits, j'ai ma liste de possibilités avec moi.

J'étais loin de me douter que mes parents et Flavien avaient déjà une idée précise du diagnostic. Flavien, dont c'est l'anniversaire ce 30 avril, ne souhaite pas être présent et attend dans la voiture. Je vais au rendez-vous avec mes parents qui m'ont rejointe. Le docteur nous demande calmement ce que nous avons compris et ne nous laisse pas dans le doute longtemps.

— On va se parler franchement… c'est un cancer.

Une aiguille dans une botte de foin

Souvent, les gens disent que le ciel leur est tombé sur la tête à l'annonce ou que le sol s'est dérobé sous leurs pieds. Ce n'est pas mon cas, comme si je ne réalisais pas ou que j'étais prête à l'entendre alors que ce n'était pas une possibilité que j'avais notée. Je me surprends à dire seulement :

— C'est fou ça.

Mes parents pleurent à côté de moi.

— Il y aura préservation de la fertilité ? Demande ma mère.
— Tu vois loin maman.
— Justement, ce sera la première étape à mettre en place. Rétorque la pneumologue.

Une masse de onze centimètres s'est logée entre mon cœur et mon poumon ainsi que deux petits nodules à côté. Elle m'explique que, quel que soit le type de cancer il faudra passer par la chimiothérapie. Maman demande mon hospitalisation, car je suis très faible. Comme nous sommes la veille du 1er mai, la pneumologue propose de digérer l'annonce en famille et de revenir dans deux jours pour m'hospitaliser et procéder à une biopsie dans mon poumon. Nous apercevons Flavien qui attend dans le hall d'entrée de l'hôpital, il comprend tout de suite, à nos têtes dépitées, que ses doutes sont confirmés. Je ne pleure pas, j'ai de la peine de rendre tristes mes parents, mon copain et…

— Les grands-parents ! Comment vont-ils réagir ? J'ai peur qu'il leur arrive quelque chose avec le choc de l'annonce.

Sans détour, je l'annonce par message à mes cousines et quelques amis. Sur le coup, je ne me pose absolument pas la question de savoir si c'est comme cela ou non qu'on annonce un cancer.

Piquée au vif

« Oh non ! C'est horrible !
J'espère que tu vas t'en sortir. »

En deux ans, mon corps a développé deux masses ! Une dans mon talon et maintenant au poumon et à chaque fois du côté gauche. Je n'arrête pas de me dire « C'est fou ! » Dès que je vais ressentir une nouvelle douleur, je vais avoir peur… C'est un coup à psychoter pour tout ! D'autant plus que ce n'est pas mon genre de m'inquiéter pour ma santé, je suis loin d'être hypocondriaque.

Flavien ne répond pas aux appels de ses proches qui veulent lui souhaiter son anniversaire. Ils vont forcément lui demander comment il va et il ne se sent pas prêt à expliquer la situation. Nous ne risquons pas d'oublier cette date, elle tombe malheureusement mal…

Le mercredi 2 mai, à 16 heures, je suis hospitalisée en pneumologie. J'arrive dans un service en grève. En grève, mais présents. J'ai de la chance d'être dans une des rares chambres individuelles.

Le lendemain, la pneumologue et son équipe réalisent un prélèvement par fibroscopie pour déterminer le cancer. Poumons, thymus ou lymphome ? Je devrais avoir un début de réponse en fin de journée. Ma gorge est légèrement anesthésiée pour qu'un long tube flexible passe par ma bouche. Je ne dois pas bouger malgré mes haut-le-cœur. Ils positionnent le tube, c'est une sensation inhabituelle et désagréable qu'un corps étranger se balade vers son poumon. Une fois positionné au mieux, d'un coup de « pistolet » l'aiguille part agripper un fragment de chair qu'ils remontent en tournant une manivelle pour récupérer ce qu'ils ont « pêché ». Sept prélèvements sont effectués. Mais la pneumologue me demande :

— Nous avons accès à un autre endroit, peut-être qu'un seul de ces prélèvements pourra être examiné. Êtes-vous d'accord pour un huitième prélèvement ?

Maintenant que je suis là… Je n'ai pas envie de revivre ce moment si douloureux alors comme je ne peux pas parler, je lève mon pouce en l'air pour donner mon accord. Et je continue de broyer la main de l'infirmière présente à mes côtés. Quand c'est terminé, ils me disent que j'ai été courageuse. Je suis fière de moi, mais plus jamais je n'accepterai un tel examen ! Heureusement que je ne m'étais pas renseignée sur le déroulé sinon je me serais enfuie. En rentrant dans ma chambre, je n'ai plus de voix, comme si j'avais trop crié et je ronronne quand je respire. Cela me fait rire. Je prends tout ce qu'il m'arrive comme une nouvelle expérience. Je me dis que je n'avais rien de prévu les prochains mois de toute façon ! Seule dans ma chambre, je réfléchis. Ce serait tellement incompréhensible que ce soit un cancer des poumons. Je n'ai jamais fumé, je bois occasionnellement et très peu. Je ne suis pas du genre fêtarde et je n'abuse de rien. Je me définirais presque plus comme une mamie qui aime tricoter devant la télévision et commérer avec les copines. Quand j'avais 17 ans, il y a eu la campagne de sensibilisation au vaccin contre le cancer du col de l'utérus. Comme ce vaccin était récent je me souviens très bien avoir affirmé à ma mère ne pas vouloir le faire, car…

— Si je n'ai pas ce cancer, ça sera un autre.

Le soir même, sous la pression de la pneumologue, le laboratoire donne les premiers résultats. En temps normal, il faut attendre minimum une semaine. La pneumologue vient dans ma chambre, s'assoit à côté de moi sur le lit et m'apprend avec la plus grande douceur que deux prélèvements ont pu être analysés et que c'est un lymphome.

— Donc ce n'est pas un cancer ?
— Si, mais c'est mieux qu'un cancer des poumons. C'est certainement un lymphome d'Hodgkin, mais nous devons attendre les précisions de la biopsie.

Je ne sais pas ce qu'est un lymphome. C'est la première fois que j'entends ce mot. Le lendemain, je change de service pour aller en onco-hémato. Avec deux jours fériés et un week-end où rien ne se passe, ma semaine d'hospitalisation est longue. La psychologue du service et l'art-thérapeute ne sont pas présentes. Dans ce service, l'équipe médicale est beaucoup plus à l'écoute, ils prennent le temps de parler, de rassurer, de répondre à mes questions. Ce service est bien adapté aux longues hospitalisations, la télévision y est gratuite, je peux avoir diverses boissons et des biscuits. Je choisis également mes repas. J'ai du mal à me sentir légitime et à accepter ces privilèges. Je ne me sens pas malade et mes premières larmes sont bizarrement dues au fait que je ne paye pas la télévision puis, quelques heures après, quand j'apprends que je ne pourrai plus donner mes organes, je craque. J'ai la carte de donneur depuis mes 16 ans. Cela me tenait à cœur d'être utile une fois morte… Dans longtemps, très longtemps !

Après ce week-end interminable, je rencontre mon hématologue. C'est drôle, elle porte le nom de la ville où je devais emmener Flavien en week-end surprise, pour son anniversaire. Je me retiens de lui dire, car le moment est sérieux. Elle me confirme que c'est un lymphome d'Hodgkin et me demande de lui citer tout ce qui pourrait être un symptôme de la maladie.

— Depuis de nombreux mois, quand je bois seulement deux gorgées d'alcool, j'ai comme une grosse courbature à l'épaule gauche.

Elle m'explique que c'est un signe typique d'Hodgkin, mais que ce n'est pas courant de le ressentir. Mon médecin traitant m'avait dit que c'était certainement dû à ma fragilité au foie. Concernant mes plaques qui me démangent sur le visage, c'est également un symptôme. En revanche, je n'ai jamais eu aucune masse apparente dans le cou ni perte de poids ni sueurs nocturnes, juste un peu plus chaud la nuit.

Comment ai-je fait pour ne rien deviner plus tôt ? Dès qu'on cherche deux symptômes sur internet, on tombe immédiatement sur le diagnostic du lymphome de Hodgkin. En même temps… quand on tape n'importe quelle chose qui se passe dans le corps, on obtient un diagnostic de cancer ! Et je ne suis pas du genre à m'affoler avant d'avoir du concret. En me renseignant, voilà ce que je peux lire sur le site France Lymphome Espoir : le lymphome de Hodgkin est un cancer du réseau lymphatique, le principal élément du système immunitaire de l'organisme. La maladie de Hodgkin représente 10 % de tous les lymphomes et 1 % de tous les cancers. Elle survient chez environ 2 400 personnes par an. Elle affecte le plus souvent de jeunes adultes de 20 à 30 ans. La maladie de Hodgkin est l'un des cancers que l'on soigne le mieux : une guérison peut ainsi être obtenue dans plus de 80 %. Les causes exactes de cette maladie ne sont pas connues.

Le 11 mai, toujours hospitalisée, j'ai rendez-vous pour la préservation de la fertilité. Dans la salle d'attente, je suis avec deux couples de trentenaires. Mon grand dossier dans les bras, je verse quelques larmes, je ne réalise pas trop ce que je fais ici. En salle de consultation, je fais face à un médecin et son interne. D'un ton extrêmement sérieux, ils m'expliquent les trois possibilités :

— Le prélèvement chirurgical d'un ovaire entier en vue de la congélation de fragments. Cette technique reste expérimentale à ce jour avec moins de cent grossesses dans le monde. Ou stimulation puis prélèvement par ponction des ovocytes en anesthésie locale. Ou bien, je lis dans votre dossier que vous êtes en couple, vous pouvez faire la ponction folliculaire avec mise en fécondation afin de congeler des embryons.

J'éclate de rire.

— Ouiiii, je me vois bien dire ce soir à mon copain « Hey, ça te dit que pour nos onze mois ensemble on congèle des embryons ? »

Ils restent stoïques.

Est-ce qu'ils réalisent qu'ils s'adressent à une jeune de 24 ans ? D'accord, certains sont prêts à avoir des enfants ou en ont. Mais ils ne me posent pas la question de savoir si c'était dans mes plans. Ce rendez-vous est déconcertant. J'espérais un minimum de compassion ou qu'ils rigolent à mon humour douteux. Je ressors stupéfaite de cet échange hors du temps. Je n'étais pas prête pour ce rendez-vous, j'aurais dû m'y rendre accompagnée. Cet entretien est le dernier, je rentre chez moi après dix jours d'hospitalisation.

Très présente sur les réseaux sociaux je décide de l'annoncer, car cela va faire partie de mon quotidien les six prochains mois minimum et je ne compte pas cacher un tel changement dans ma vie. Je fais des recherches sur Instagram dans l'espoir de trouver quelqu'un avec une histoire similaire. Pour cela j'utilise les #lymphome, #hodgkin, #lymphomedehodgkin. Beaucoup d'Allemandes postent sur le #hodgkin. Toute une communauté s'ouvre à moi, elle porte même un nom : les Kfighteuses. Le K est l'abréviation du cancer dans le domaine médical et fighteuse signifie combattante en francisé. Une majorité des femmes est atteinte d'un cancer du sein. Je trouve de chouettes témoignages et décide d'en suivre plusieurs.

Piquée au vif

« Cancer de quoi ?
Du neurone ?! »

Mercredi 16 mai, mon portable sonne, j'ai rendez-vous le lendemain à 7 heures pour la pose du PAC, port-à-cath ou aussi appelé chambre implantable. C'est un petit boîtier placé sous la peau au-dessus de mon sein droit qui est relié à la grosse veine du cœur. Cela permet d'injecter la chimio et préserve les veines des bras. Le PAC servira également à faire des prises de sang quand je serai hospitalisée ou à recevoir du sang et des plaquettes. Je suis prise au dépourvu, je ne m'y attendais tellement pas que je suis en route pour aller passer quelques jours chez mes parents. J'y vais quand même et papa m'accompagnera demain à l'hôpital.

Nous sommes une dizaine à patienter en ambulatoire, mais seulement deux pour la pose d'un PAC. Un monsieur parle fort et ronchonne auprès de sa femme. Après avoir mis une blouse, je rejoins un box où papa peut attendre avec moi. Vers 9 heures, le monsieur sort de la salle d'intervention toujours en râlant, c'est enfin mon tour. J'ai peur, je demande si quelqu'un peut me parler pendant l'opération.

— Je termine de remplir le fichier sur l'ordinateur et j'arrive, me rassure l'infirmière.

Mais personne ne vient ! Ils me font une piqûre anesthésiante au niveau de la poitrine et quelques secondes après une roulette dentelée ouvre ma peau…

— Je sens tout ! Attendez que l'anesthésie fasse effet !

L'intervention se poursuit après avoir attendu quelques microsecondes. Le chirurgien écarte deux pans de peau comme une fenêtre. Sans mes lunettes, je ne vois rien de ce qui m'entoure, je commence à pleurer, il n'y a toujours personne auprès de moi. C'est un hôpital universitaire, le chirurgien explique :

— Alors là, il ne faut pas lâcher le tube sinon il part dans l'artère du cœur.
— Ah bah super ! Je réponds pour essayer d'engager la conversation. Mais le médecin m'ignore et continue à donner ses explications à l'interne.

Non, mais allez-y, faites comme si je n'étais pas présente, je ronchonne en mon for intérieur. Au moment de recoudre, l'infirmière arrive enfin auprès de moi et me retrouve en larmes, elle ne comprend pas. C'est tellement douloureux, je suis en colère. Papa me rejoint, j'ai envie de pleurer de colère, mais j'ai trop mal pour cela. Zéro humanité ! Ils font cette manipulation tous les jours, mais pour moi c'était une étape importante ! Et redoutée !

Peu de personnes parlent de la cruauté de la pose du PAC, car tout s'enchaîne rapidement, demain c'est le très attendu TEP Scan. Un scanner qui permet de localiser les différentes inflammations en 3D et d'évaluer l'étendue de la maladie. C'est un examen qui dure entre trois et quatre heures, qui est indolore et il faut être à jeun.

Je me laisse guider sereinement. Je dépose mes affaires au vestiaire et garde la clé avec moi, j'ai le droit de prendre mon téléphone. J'attends sur un brancard dans une pièce, seule. L'infirmière me perfuse le bras, car le produit de contraste risquerait de boucher le PAC. J'attends une demi-heure avant que le médecin vienne me poser quelques questions et m'expliquer le déroulé de l'examen. Puis l'infirmière revient et se place derrière un chariot vitré pour m'injecter le produit radioactif contenu dans une « capsule » en plomb de trois kilos. Je reste seule pendant que le produit se diffuse dans mon corps. Le temps est long et je commence à avoir faim. La prochaine fois, je prendrai un livre. Au bout de cinquante minutes, l'aide-soignante vient me chercher pour aller aux toilettes avant l'examen. Elle me dirige ensuite vers une petite pièce où je dois enlever tout ce qui est métallique sur moi. Mince, mon pantalon et mon haut ont une fermeture éclair alors j'enfile une blouse toute fine. Je retire également mes lunettes et quelqu'un vient me chercher. Une nouvelle fois, sans lunettes je ne vois rien, je distingue un sourire, mais c'est assez perturbant. Je m'allonge et la personne me couvre avec un drap pour que je n'aie pas froid. Après 15-20 minutes, dans le scanner, une nouvelle personne m'aide à me redresser et me remet une fiche bleue. Tout en me rhabillant, je lis qu'il faut boire beaucoup d'eau pour uriner le plus souvent possible et éviter le contact étroit et prolongé avec les jeunes enfants ou femmes enceintes pendant douze heures. Je prends une collation avant de partir ; un verre de grenadine et une madeleine fourrée à la fraise. Maintenant que cet examen est fait, je peux avoir de la cortisone pour atténuer les effets, tels que mes maux de tête et mes plaques au visage.

Le soir même, commencent mes piqûres quotidiennes dans le bas de mon ventre, pour développer plusieurs follicules en vue du prélèvement de mes ovocytes. Mon infirmière à domicile doit venir entre 18 et 20 heures pendant une dizaine de jours. Durant tout le traitement, il est conseillé d'éviter les perturbateurs endocriniens : produits lavants, insecticides… Je me renseigne sur la douleur du prélèvement par anesthésie locale dans un groupe Facebook qui parle des parcours FIV. La plupart des jeunes femmes choisissent l'anesthésie générale. Mes deux douloureux examens précédents et le reste du parcours de soin étant incertain, je ne tiens pas à renouveler l'expérience et je réclame une anesthésie générale. Le médecin me l'accorde sans que j'aie à négocier. Je sais bien que réaliser une anesthésie locale leur fait gagner du temps, mais ma douleur physique et psychologique est importante en ce moment. Si mon unique objectif avait été de faire un enfant, j'aurais certainement accepté de faire ce prélèvement par anesthésie locale car moins invasif et plus rapide. Mais ma mission est ailleurs.

Tous les deux jours, j'effectue un contrôle à l'hôpital ; une prise de sang, puis une échographie par sonde endovaginale. Le premier jour, nous sommes les premiers avec Flavien, dès 7 h 30 ! Ils nous ont dit de prévoir trois heures sur place et effectivement nous ressortons à 10 heures passées.

Pour nous rendre à l'hôpital, nous passons devant le lycée où j'ai fait mon BTS Industries Graphiques. J'ai adoré mes études en imprimerie, j'y repense avec beaucoup de nostalgie, car c'était le temps de la découverte de l'indépendance, de la liberté et de l'insouciance.

Je suis très énervée, je dors mal et peu, tout m'agace. J'ai envie de tout balancer par la fenêtre et moi avec ! C'est peut-être les hormones. Pour m'apaiser, j'écoute Hoshi et son titre du moment *Ta Marinière*. Lors du contrôle du 28 mai, j'ai quatre gros ovocytes de chaque côté et des petits qui doivent encore grossir. La stimulation est suffisante pour déclencher l'ovulation demain. C'est une nouvelle injection à faire à heures fixes, pour moi, 21 h 10. L'ovulation se produit 37 à 40 heures après cette injection c'est pour cela que la ponction est réalisée 36 heures après l'injection. Dans la nuit du 30 au 31 mai, j'ai de grosses crampes d'estomac au point de manquer de m'évanouir. Le matin, je vais mieux et Flavien me dépose très tôt à l'hôpital pour réaliser mon prélèvement d'ovocyte. L'intervention est rapide, elle dure dix minutes. Je me réveille sans aucune douleur et je suis contente d'avoir demandé l'anesthésie générale. Quand le chirurgien m'annonce qu'ils ont prélevé huit ovocytes dont « seulement » sept sont viables pour être congelés, je me questionne.

— Ça fait un enfant et demi ?
— Que vous vouliez ou non un enfant, il vaut mieux une seule belle chance que zéro. Vos ovocytes auront pour toujours 24 ans.

Il faut prendre en compte qu'à la « décongélation » quelques ovocytes seront perdus. Puis environ la moitié des ovocytes donneront des embryons. Je suis fille unique et je le regrette, j'aurais aimé avoir des frères et sœurs. Jusqu'à maintenant, j'ai toujours affirmé que si j'avais des enfants, ce serait deux ou aucun. Mais son discours me provoque un électrochoc qui change ma manière de voir les choses. Peut-être que finalement je ne veux pas d'enfant ? C'est bien d'avoir la possibilité de changer d'avis. Mon médecin traitant apaise également toutes mes interrogations. Elle me conseille de ne pas réaliser de test de fertilité une fois les traitements terminés.

— La vie est surprenante et un test peut nous mettre de fausses idées en tête.

Je suis totalement d'accord avec son raisonnement.

Maintenant que *Picard*, *Mister Freeze* et compagnie sont au frais, je commence une pilule qui a pour but de me mettre en ménopause et de préserver mes ovaires. C'est un progestatif qui bloque l'ovulation. Cela évitera que je saigne et que les globules rouges chutent.

Avant ma première chimio, l'hôpital me conseille de raccourcir mes cheveux qui arrivent au milieu de mon dos, pour être moins embêtée au moment de la chute.

— Chouette, c'est l'occasion de refaire un don de cheveux !

En effet, en mai 2017 j'ai fait un don à l'association *Solid'Hair* qui récupère les cheveux et les revend aux perruquiers. L'argent récolté est redistribué aux patients atteints d'un cancer afin d'aider le financement d'une perruque. Une perruque de qualité coûte cher, en moyenne 500 euros la coupe courte et la sécurité sociale ne rembourse que 125 euros[1].

Le destin a voulu que pile un an après on m'annonce mon cancer. Je retourne donc dans le salon de coiffure de Nathalie avec qui j'avais réalisé mon premier don de cheveux. C'est un moment encore plus émouvant que la première fois, mais elle sait me réconforter avec sa bienveillance. Je peux effectuer ce don, car je donne vingt-cinq centimètres de longueur et mes cheveux ne sont pas colorés. Il existe une autre association, *Fake hair don't care,* qui collecte les mèches dès dix centimètres même lorsqu'elles sont teintes.

Mais je peine à accepter cette nouvelle coupe, moi qui ai toujours eu les cheveux longs, maintenant que j'ai dix centimètres sur la tête, je ne me reconnais pas. Je suis triste. Je ne pensais vraiment pas réagir comme cela. Je me raisonne, ce n'est pas grave, ce ne sont que des cheveux. Quand je serai chauve, je sais déjà que je ne veux pas de perruque. Ce ne serait pas moi, j'aurais peur de me sentir « déguisée » et je n'ai pas envie qu'elle me gratte et que ce soit incon-

[1] 350 euros depuis avril 2019.

fortable. Pourtant, être chauve est un marqueur fort de la maladie, mais je ne compte pas m'en cacher honteusement, je n'ai rien fait de mal. Je vais plutôt partir sur des turbans. L'hôpital m'a donné une brochure, mais les modèles sont vieillots. Heureusement, sur internet, j'en ai repéré deux sympas et fleuris que je vais recevoir dans quelques jours.

Aiguille de couture

Plus que quelques jours avant ma première chimio, il fait beau, nous voyons les copains, la famille, nous dînons dans un bon restaurant pour fêter notre première année ensemble avec Flavien. On m'a dit que j'allais certainement perdre l'appétit et comme je suis très gourmande j'en profite à fond.

Dans le livret que m'a donné l'infirmière pour expliquer le lymphome d'Hodgkin, j'en déduis à la lecture que je suis au stade 3 ou 4. Il existe quatre stades pour la maladie d'Hodgkin, le premier étant le plus faible. À l'hôpital, j'ai demandé à ne pas le connaître… de toute façon, c'est un cancer qui se soigne bien, surtout chez les jeunes. Malgré tout, cette information me trotte dans la tête.

La veille de ma première chimio, il faut que je m'occupe l'esprit ! Flavien m'aide à coudre jusqu'à tard. J'ai très peur que tout s'arrête dès demain, que je ne sois plus capable de rien. J'adore les loisirs créatifs et délaisser mon tricot, ma machine à coudre et toutes mes aiguilles me fait beaucoup de peine.

À 24 ans sait-on vraiment ce qu'est la chimiothérapie ? J'ai seulement en mémoire l'image de la maman de ma voisine, quand nous étions petites, affaiblie, le teint pâle, un chapeau en feutrine sur la tête. C'était il y a presque vingt ans, les traitements ont évolué, on dit qu'ils sont moins agressifs.

La semaine dernière, j'ai rencontré l'infirmière d'annonce de l'hôpital. Elle m'a expliqué les effets secondaires possibles et les différents produits que j'allais recevoir. La chimiothérapie n'est pas un médicament, mais un ensemble de médicaments appelé traitement, il en existe autant que de cancers. Mon protocole s'appelle BEACOPP. Cinq produits vont m'être injectés entre quinze minutes et deux heures avec en plus un cachet de chimio et de la cortisone. Je dois avoir six cycles, chaque cycle dure vingt-et-un jours. Je serai hospitalisée trois jours puis une journée la semaine suivante. Cela promet un cocktail explosif ! Je peux avoir des nausées et vomissements, mais plusieurs médicaments sont prévus pour y pallier. Je peux avoir des mucites et des aphtes alors j'ai des bains de bouche au bicarbonate à faire. Je dois éviter l'exposition au soleil et protéger ma peau quand je sors.

Jour J ! Mercredi 6 juin 2018.

Mon sac spécial chimio est prêt depuis des jours. Pour l'occasion, je porte ma jolie robe beige à pois noirs, celle qui me donne de l'assurance et que je pourrais mettre tous les jours depuis quelques semaines tellement je me sens bien dedans. J'arrive à l'hôpital à 10 heures, avec Flavien. L'accueil nous dirige vers le premier étage dans le service de semaine, que je découvre. La chambre 15, au bout du couloir, est lumineuse même si j'ai vue sur un bâtiment en construction.

L'infirmière me colle un patch anesthésiant sur « ma petite boîte » afin que je ne sente rien une heure après au moment de placer l'aiguille à cathéter. Je n'ai pas peur des aiguilles, mais là c'est inhabituel comme système. Seule avec l'infirmière, nous devons porter un masque. Elle installe un « champ stérile », sur une table, elle déplie une « nappe » en papier, elle y pose de nombreux tuyaux, des compresses, des produits… Elle enfile des gants, désinfecte ma peau où se situe le PAC et me demande d'inspirer puis de bloquer ma respiration.

— Je pique ! C'est bon, ça va ?

— Oh ! Je n'ai presque rien senti, c'est rapide !

Elle effectue un retour de veine, pour voir si le sang arrive bien par le PAC et s'assurer que le produit va correctement s'écouler. Tout est bon, elle peut brancher les tuyaux en plastique dont un est relié à une poche d'hydratation. Le PAC doit être « alimenté » en permanence au risque qu'il se bouche. Le tuyau qui part de mon PAC et que je dois garder « branché » les trois jours est relié à un pied à perfusion. De là partent plusieurs tuyaux pour les différentes perfusions soit les différentes poches. Oui, c'est complexe ! Heureusement, ce pied est sur roulettes, il peut donc me suivre partout.

Maman nous rejoint en début d'après-midi, je n'ai pas encore eu ma chimio, nous attendons tous les trois. L'interne du service vient me poser de nombreuses questions pour mon dossier. J'ai aussi noté des questions dans mon petit carnet. Je ne me gêne pas pour exprimer toutes mes interrogations. Je lui demande l'autorisation d'utiliser des huiles essentielles sans en avaler, car j'ai lu que cela pourrait m'aider pour adoucir plusieurs effets secondaires. Il me donne l'autorisation après avoir consulté les pharmaciens de l'hôpital. Je suis contente de pouvoir utiliser les huiles essentielles, c'est plus naturel que des médicaments, c'est une bonne chose qu'ils soient ouverts à cela dans cet hôpital.

Il est 16 heures, l'équipe d'après-midi vient se présenter et avec eux la première poche de chimio. Je reconnais l'aide-soignant ! C'est le meilleur ami d'un de mes amis. Je l'interpelle, cela me tranquillise de « connaître » quelqu'un, car j'étais un peu perdue. L'infirmière revient, sans le moindre signe d'empathie et installe une machine sur le « pied à perf' ». C'est un boîtier d'une vingtaine de centimètres, une pompe pour être exacte. Elle y bloque le tuyau de la poche de chimio, la machine va régler l'écoulement et signaler par un son s'il y a unc bulle d'air et quand tout est écoulé. Je me retourne vers maman et Flavien et leur dis que j'ai envie de pleurer. Nicole, une amie de maman, qui est de bon conseil, m'a suggéré d'imaginer le produit comme de la lumière qui se diffuse dans mon corps attaquant les mauvaises cellules pour les expulser ensuite. Le premier produit est orange, c'est surprenant. Pendant que la poche se vide doucement, Élodie, l'art-thérapeute, vient se présenter. Sa visite me change les idées, elle porte une tenue colorée et affiche un large sourire. Son objectif est d'amener l'art en général dans la vie des patients. L'art-thérapie fait partie des soins de support offerts aux malades. Elle me rassure sur la possibilité de continuer les activités manuelles et elle va m'y aider quand je serai hospitalisée. Je rencontre également Ismérie, l'assistante sociale, qui répond à mes questions d'ordre financier. Je ne devrais perdre qu'un tiers de mon salaire. Ce n'est pas une de mes préoccupations, je sais que cela va le faire et que mes parents pourront m'aider si j'ai besoin. Je me trouve chanceuse d'être en France pour être soignée et de ne pas payer mes traitements ou mes hospitalisations.

Flavien est rentré à l'appartement et à 17 h 30 il m'envoie un message :

— Bizarre j'avais faim… Normal je n'ai pas mangé ce midi.

Le pauvre, avec le stress, l'attente de la chimio, il n'est même pas allé à la cafétéria de l'hôpital manger quelque chose.

Je découvre le bruit strident que fait la machine… le premier produit est terminé, je vais bien. S'ensuit un produit pour protéger ma vessie, l'infirmière me prévient que je vais beaucoup uriner. Une heure plus tard arrive le deuxième produit de chimio, celui-ci me donne l'impression d'avoir la tête et la mâchoire dans un étau. On dirait que les choses sérieuses commencent. La dernière poche est posée à 21 heures. Maman m'aide à mettre mon pyjama et s'en va. J'ai l'impression d'être assommée, j'essaie de m'endormir, mais c'est comme si la maladie me disait « Non, reste éveillée ! » J'ai des sueurs chaudes puis froides et j'ai mal au ventre. Ma transpiration est accentuée et elle a l'odeur des médicaments. J'essaie d'accepter et je me répète que mon corps se défend de tout ce qu'il a reçu aujourd'hui. Je ne peux me concentrer sur rien, je suis juste très mal.

À 01 h 01, j'envoie un message à maman « Coucou ça va pas ». Je ne sais plus comment me mettre et je me décide à appeler les infirmières, c'est l'équipe de nuit. Elles ne cherchent pas à comprendre, me parlent à peine et me donnent un antidouleur, de l'*Acupan*. Mais je dois me rendre à l'évidence, le mal est plus fort que l'antidouleur. Je m'endors vers 5 heures et je suis réveillée à 7 heures par les travaux du bâtiment d'à côté. Le petit-déjeuner est servi à 8 h 30. J'enrage après les travaux. L'infirmière pose un pansement étanche sur mon PAC et me demande si je suis assez en forme pour aller seule à la douche.

— Oui, je vais me laver uniquement le corps, car j'ai lu de ne pas laver ses cheveux quatre à huit jours après la chimio.

— Ahah ! Vous avez dû lire ça sur internet !

J'attrape mon classeur vert donné par l'infirmière d'annonce et retrouve la phrase qui donne ce conseil. Là ! Je lui ai cloué le bec !

Une de mes meilleures amies, Noémie, a accepté de me rendre visite à l'hôpital. Je ne savais pas trop comment allait se passer ce deuxième jour de chimio alors elle a bien voulu venir. Quand elle est arrivée je l'ai sentie énervée, c'est quelqu'un de *speed*, mais qui habituellement s'intéresse toujours aux autres et cette fois elle meublait la conversation en parlant essentiellement d'elle. Je crois qu'elle n'a pas vu que la chimio était en train de couler, que l'aide-soignante est venue nettoyer la chambre et que mes cernes en disaient long sur ma nuit précédente.

Ma chimio du jour dure deux heures. Même si j'ai peu dormi, les nerfs me tiennent. Je suis tellement hydratée que je vais faire pipi toutes les 30 minutes.

Vendredi, c'est papa qui vient me chercher. Nous quittons l'hôpital à 15 h 30 après le dernier produit identique à celui d'hier. Je rentre fatiguée, mais pas trop malade. Je fais remarquer à papa que ma texture de cheveux est étrange. Je ne les ai pas lavés depuis mercredi matin, mais ils n'ont pas la texture de cheveux sales ou gras, ils semblent… élastiques. J'ai une quantité impressionnante de médicaments à prendre par jour, dont de la chimio par cachet pendant une semaine. Nous avons récupéré un carton entier de médicaments à la pharmacie ! Surtout quinze boîtes de paracétamol…

— Je vais pouvoir en revendre ! je dis pour plaisanter.

Il fait chaud dans l'appartement ! Je suis complètement épuisée, mais j'accepte qu'un de mes meilleurs amis passe rapidement me voir.

— Tu es toute pimpante ! me sort-il à son arrivée.

C'est maladroit, mais je l'excuse, il est certainement déstabilisé par la situation, car il tente encore plus de blagues qu'à son habitude.

Ce matin, lundi 11 juin, je suis exténuée et comme déconnectée de mon corps. Après une petite sieste, ça va mieux, j'ai envie d'en profiter pour aller acheter un livre sur le cancer à *Cultura*. J'arrive dans un rayon, au hasard, des livres sont mis en avant sur la table dont un pavé intitulé *CANCER* en gros, gras et rouge. Parfait ! Je prends celui-là. Le sous-titre indique « Et si nos émotions pouvaient nous guérir ? » Le livre du docteur Julien Drouin me parle. Pour moi, le cancer est provoqué par les émotions, j'ai loupé les messages d'alerte de mon corps et maintenant j'ai un cancer. Mais pourquoi et comment faire ? Je sens bien que j'ai mal au corps quand je suis triste ou que je me mets en colère. J'aimerais comprendre ce qu'il se passe, comment et pourquoi mon corps a développé ces masses.

Piquée au vif

« Alors, la forme ?! »

Ce mercredi, c'est le jour 8 du cycle, je suis dans le même service de semaine pour la journée. J'arrive à 10 heures et l'équipe médicale me propose de rencontrer la socio-esthéticienne. Elle me fait un massage des mains puis une manucure. Mais je vois l'heure tourner et peut-être que ma chimio est arrivée alors je profite peu du moment. C'est dommage, car c'est seulement après le repas, à 13 heures, que je reçois mon produit. Il va lancer la phase d'aplasie, c'est-à-dire la destruction des globules blancs. Cela me tourne la tête et j'ai de douloureuses crampes d'estomac, mais je suis contente de rentrer me reposer chez moi. Les jours passent et je ne ressens aucun effet physique lors de cette baisse de globules blancs. Je suis même plutôt en forme. Je reçois des injections sous-cutanées de facteurs de croissance, pour stimuler la moelle osseuse. L'unique moyen de contrôler l'évolution des globules blancs est la prise de sang, j'en ai donc deux par semaine. Après cinq jours de piqûres dans le ventre, je commence à ressentir des douleurs aux muscles ou peut-être aux os, de mes hanches à mes mollets. Ainsi qu'un gros mal de tête et mal à la mâchoire. Les aphtes font leur apparition, malgré les bains de bouche avec le bicarbonate. Comme tous ces symptômes me font peur, j'appelle le service et la docteure me propose de venir à l'hôpital. J'habite à 15 minutes de l'hôpital, c'est très pratique. Une infirmière me branche au PAC pour faire une prise de sang et être hydratée en attendant les résultats. Quelques heures plus tard… Plus de peur que de mal, ce sont mes globules blancs qui ont augmenté d'un coup et causent ces douleurs. Je n'ai rien d'autre à faire que patienter. Sauf que la patience, ce n'est pas trop mon truc. Je suis curieuse, j'aime découvrir, être constamment dans l'action. Quelle frustration de ne rien pouvoir faire ! J'essaie de lire quelques lignes, mais mes yeux se brouillent rapidement.

Voilà quinze jours que j'ai fait ma première chimio et je commence à perdre mes cheveux. Ils restent piégés sur ma brosse et c'est pire quand je passe ma main dans mes cheveux. Cela fait quand même un drôle d'effet… Je me croirais dans une scène de film tellement c'est irréel. J'attends trois jours supplémentaires avant d'appeler Nathalie, ma coiffeuse. Je voulais vraiment être prête à les raser et cette fois c'est le cas. J'en retrouve partout, j'en ai marre. Je vais dehors, et je passe ma main de nombreuses fois dans mes cheveux, je les vois s'envoler tout autour de moi. On en a tellement sur la tête que cela pourrait durer longtemps. Je m'amuse en me coupant une frange. C'est une mauvaise idée puisque j'ai un épi. Au moins, j'aurai essayé et cela a le mérite de me faire rire. Nathalie m'a gentiment proposé de venir me raser les cheveux chez moi, après son travail. C'est un moment chargé en émotions, surtout pour Flavien, qui a souhaité être présent. Mais mon sourire revient instantanément quand je me regarde, dans le miroir, sans cheveux. J'aime bien ! Je ne me fais pas peur !

Papa ne souhaite pas me voir le crâne chauve. Je suis un peu vexée, car Flavien et maman l'acceptent et ne trouvent pas cela choquant et moi je m'aime aussi comme cela. Je lui explique qu'il ne pourra pas y « échapper » : il fait chaud et si je dors chez eux, il me verra le matin. Après quelques jours de réflexion, il accepte. Je suis née toute chevelue, alors nous aurons découvert au moins une fois mon crâne chauve.

En plus de mes cheveux, j'ai dû me séparer de ma bague et de mon parfum. La première me serre trop le doigt et je ne supporte plus le second, cela me donne des maux de tête.

Jour de la fête de la musique… Bah ! Je n'ai pas trop envie de chanter ! J'ai reçu mon premier compte-rendu. Je le lis seule et j'apprends que je suis au stade IV b, le plus élevé. Même si j'en avais une petite idée, j'avais demandé à ne pas le connaître. Bon… on va dire que je ne pouvais pas y échapper, j'aurais fini par le savoir.

Mercredi 27 juin, début du deuxième cycle. 16 heures, chambre 12, je respire mon huile essentielle de menthe poivrée pour éviter les nausées. L'aide-soignante me prend la température, la tension… tous les contrôles habituels en entrant dans la chambre. Une seconde aide-soignante dresse l'inventaire de mes affaires personnelles, même si je ne compte pas mettre un pied en dehors de cette chambre durant les trois jours. Elle me fait également choisir mes repas. J'ai le choix entre quatre entrées, quatre plats, deux produits laitiers et un fruit ou un yaourt. La dernière fois, j'ai sélectionné des repas équilibrés, mais cette fois, pour pouvoir tout avaler, je décide de ne prendre que des aliments qui me font plaisir. C'est à dire principalement des féculents.

Les poches de traitements sont préparées au sein de l'hôpital, en attendant que le premier produit de chimio arrive, je sollicite l'art-thérapeute. Un dessin immonde que je viens de tenter me fait pleurer. Je me sens nulle. Ma réaction me déstabilise et je m'aperçois que je pleure pour autre chose. Je lui raconte que j'ai lu le stade du cancer sur la feuille de compte-rendu. Vingt minutes plus tard, l'information a été transmise et je suis surprise de voir le chef du service arriver dans ma chambre. Il me rassure et m'explique que je ne dois pas m'alarmer, qu'ils ont besoin de ce chiffre pour communiquer rapidement entre médecins.

C'est déjà le moment de la deuxième poche. Celle où je perds pied. En allant aux toilettes toutes les 30 minutes, j'observe mon visage changer, il est terne et fatigué, le contour de mes yeux est noir et creusé, une vraie tête de panda, et mon cou gonfle. Je semble lucide, mais le lendemain je ne me souviens pas des discussions. Heureusement, que maman reste avec moi jusqu'à 21 heures, elle m'aide à me mettre en pyjama et pourra me raconter ce qu'il s'est passé. En cancérologie, il n'y a pas d'horaires pour les visites contrairement à d'autres services où c'est seulement de 14 heures à 18 heures. Cela me permet d'organiser la visite de mes proches quand je suis le moins fatiguée et quand j'en ai besoin.

Encore une première nuit compliquée, cette fois c'est confirmé ce n'est pas le stress. Je me sens de nouveau mal, pile trois heures après la fin du produit et je m'endors à 4 heures du matin. Cela n'empêche pas l'infirmière de nuit, absolument pas à mon écoute, d'affirmer :

— C'est de l'angoisse ! Je peux seulement vous proposer un *Xanax*.

Même pour un mal de tête je prends rarement de médicament, mais dans le désespoir j'accepte le *Xanax*, on ne sait jamais. Bien évidemment, cela ne change rien. Je prends mon mal en patience. Mon mal, de la patience… l'expression prend tout son sens. Je me doute qu'il n'y a rien à faire pour un mal-être dû à un produit de chimio. J'aurais aimé de l'écoute et de la compassion de sa part. Qu'elle me rassure en me disant que c'est normal avec la dose importante de produit qu'on m'injecte la première journée.

Le jeudi, la seule chose qui me tente c'est la crème pralinée comme celle que j'ai mangée hier soir. L'aide-soignante fait plusieurs services pour m'en trouver. Elle revient dans ma chambre toute fière d'elle le pot à la main, je suis touchée par cette petite attention !

— J'en ai une deuxième que je mets au frigo à votre nom. N'hésitez pas !

J'entends l'équipe d'après-midi qui commence à arriver. Pas manqué ! L'aide-soignant que je connais arrive pour continuer la conversation d'hier soir, mais... je n'en ai aucun souvenir ! C'est sa dernière semaine et je lui ai demandé d'avoir moi aussi des chocolats qu'il doit apporter demain à ses collègues. Donc, même dans les vapes je réclame à manger...

Flavien contrôle l'ordonnance de médicaments que l'interne m'a donnée. Il compare avec celle du premier cycle et se rend compte qu'il manque le *Natulan*. Soit la chimio en cachet ! Il manque également le *Solupred* ! Un dérivé de la cortisone. En gros, l'interne a oublié plein de choses ! Si cela avait été ma première chimio ? Je serais repartie de l'hôpital sans ma chimio par cachet ? Je suis colère et ce qui est bien avec la colère c'est que cela me maintient en forme. J'informe tous ceux qui rentrent dans ma chambre que je suis énervée après l'interne qui a fait l'ordonnance. Mais pourquoi n'a-t-elle pas comparé avec la première prescription ?

Sinon, l'injection du seul produit de la journée se passe bien.

L'étudiant aide-soignant frappe à ma porte pour... me donner un joli bol avec de bons chocolats ! Je n'en demandais pas tant, je suis très touchée par l'attention. Il me souhaite le meilleur pour la suite.

Ce soir, c'est pourtant la même soupe qu'hier, mais elle ne passe pas.

La cortisone fait son effet, au lieu de dormir j'écris dans mon carnet la liste des cent choses que je veux accomplir. Manger une pizza en Italie et des frites en Belgique, faire du cheval sur la plage, aller en Alsace à Noël, avoir un verger, adopter un chat…

Vendredi 29 juin, j'ai des plaques rouges qui grattent et chauffent. Après le passage du médecin, l'infirmière m'injecte un antiallergisant qui me met KO. Je suis gelée alors qu'il fait plus de 30 degrés !

Première semaine de juillet, une semaine où je me suis sentie triste et énervée. Je ne pensais pas que je pourrais me sentir plus mal. C'est un épuisement qui fait mal au corps et les médicaments ou les siestes n'y changent rien. Ce n'est comparable à aucune autre fatigue, elle est vraiment unique, c'est difficile de la décrire à mes proches. Ce n'est pas la même qu'après une journée de travail ou un lendemain de soirée. Je suis épuisée, mon corps pèse une tonne.

Jeudi 5 juillet, le laboratoire d'analyses m'appelle à 20 h 30 pour me conseiller d'aller aux urgences, car mes neutrophiles, une catégorie des globules blancs, sont à 120 au lieu de 1 700. Sauf que le service d'hémato m'a dit d'éviter tout risque d'infection donc se rendre aux urgences serait se jeter dans la gueule du loup.

Je contacte mon oncologue qui est encore présente à l'hôpital, elle m'explique que je suis dans ce qu'on appelle l'aplasie. Je dois limiter les contacts, ne pas aller dans un centre commercial et faire très attention à ce que je mange, comme le ferait une femme enceinte. Par exemple, il est conseillé de boire de l'eau en bouteille afin d'éviter les bactéries. Je n'ai pas le droit aux rillettes artisanales, ou aux fromages non pasteurisés. C'est dommage quand on connaît la réputation des rillettes de Tours et du chèvre de Sainte-Maure-de-Touraine. Beaucoup de restrictions comme celles-ci vont me pousser au bout de ma patience. Pour faire simple, nous avons fait un stock de produits Picard puisque le surgelé permet d'éviter au maximum les germes. Je découvre avec plaisir leurs plats. Il faut dire que je n'ai aucun souci pour manger, c'est même tout l'inverse, je suis un ventre sur pattes et je suis ravie quand quelqu'un m'invite à manger. La nourriture, c'est la grande inquiétude de mes grands-parents !

— Tu manges au moins ? me questionnent-ils sans cesse.

La psychologue m'explique que c'est la première inquiétude d'un parent à la maternité. Le bébé ne peut sortir que s'il a bien pris du poids. Un bon appétit est signe de bonne santé. Les médecins s'assurent que l'on conserve son poids et avec la cortisone et les litres de liquide injectés j'ai même tendance à gonfler.

Le lendemain matin, je suis au sol, accrochée à la cuvette des toilettes pour vomir. Flavien est sur le point de partir passer son TOEIC, mais il ne veut plus y aller pour ne pas me laisser seule vu mon état.

— Il n'y a rien à faire, ça va passer. Va à ton examen, c'est important !

Mes vomitos lui ont porté chance, car il rentre tout content, il pense avoir réussi son TOEIC. En fin de journée l'appel du centre de formation le confirme. Une bonne chose de faite ! Bravo Flavien !

Deux jours plus tard, j'ai mal aux gencives, le paracétamol ne fait rien donc je pose de l'huile essentielle de menthe poivrée sur ma peau, cela rafraîchit et me soulage.

Le 10 juillet, allez je vais mieux, il faut que je profite avant d'entamer le troisième cycle. Je vois les copines, avec Flavien on fait des sorties quand il ne fait pas trop chaud, je repose mon corps si lourd dans le hamac et surtout nous fêtons le diplôme de Flavien avec sa famille et mes parents. Ce sont de bons moments et j'ai l'impression de les vivre plus intensément que si je n'étais pas malade. J'en profite vraiment, car je sais que le répit est de courte durée.

Pour mon deuxième TEP Scan, lundi 16 juillet à 14 heures, je ne me fais pas avoir, je suis équipée : un pantalon sans fermeture éclair et un haut sans rien de métallique. J'ai également pris un livre avec moi. L'infirmière tente deux fois de piquer mon bras avant de passer le relais. Mais ce n'est pas une réussite avec cette autre infirmière qui essaie de piquer sur la main. Elles se mettent donc à deux, elles tapotent ma main, me font serrer plus fort le poing, déplacent le garrot, je passe mon bras sous l'eau chaude… Je fais des blagues avec un large sourire pour me détendre, mais les essais s'enchaînent et je commence à trembler, les larmes me montent aux yeux. La septième fois est la bonne ! Soulagement. Sept tentatives pour me perfuser ! Sept fois ! J'ai toujours eu des veines fines et les deux premières chimios n'ont pas aidé. À 17 heures, je sors de l'examen. Flavien passe un entretien téléphonique dans la salle d'attente. Au vu de l'heure et de mon envie de salé, nous filons chez *Feuillette*. J'adore cette grande boulangerie qui sert de bonnes choses sucrées et salées toute la journée. Confortablement installés dans un gros fauteuil en cuir, l'endroit parfait pour me détendre. C'est agréable… On ne se dit pas assez qu'on a de la chance quand notre corps va bien. Mais je m'inquiète des douleurs futures, alors Flavien me répète :

— Jour après jour.

Piqûres de boost

Je démarre le troisième cycle du traitement avec mes globules rouges à 8. C'est bas puisque la norme est entre 11 et 14 g/dL. Je suis donc très faible. L'infirmière se demande d'ailleurs pourquoi une transfusion n'est pas programmée avant la chimio. Mais avec ma fatigue, la discussion en reste là. Malgré mon état léthargique, dès qu'un soignant entre dans ma chambre et me demande si « Ça va ? » je réponds systématiquement « Oui ». Je me fais reprendre par maman qui nuance mon propos. J'aime tellement avoir des échanges avec les équipes que je n'ai pas envie de perdre du temps et préfère parler de sujets légers. De toute façon, depuis quelques mois, le « Ça va ? » n'a plus aucun sens pour moi. Parfois, je ne réponds même pas. C'est un automatisme, utilisé par tous, pour être poli. Qui se soucie réellement de la réponse ? De plus, cette question laisse peu de choix : oui ou non. Idem pour « J'espère que tu vas bien » cela m'énerve et j'ai envie de répondre « Bah ! continue d'espérer ». Je préfère qu'on me demande « Comment ça va », cela permet de donner des informations, car ce n'est ni tout blanc ni tout noir. Je chipote, mais avec un cancer je trouve le sujet important, ma réponse est donc :

— Je suis fatiguée, mais j'ai le moral !

Pas de doute, c'est les vacances d'été, peu de soignants sont présents dans le service. Il n'y a d'ailleurs pas la docteure du service, c'est le bazar. Je demande à l'interne les résultats du TEP Scan, qu'il m'apporte quelques minutes plus tard sans explication. Nous pouvons déchiffrer que je suis passée au stade II et que la maladie régresse. C'est une bonne nouvelle, nous sommes soulagés. Les traitements habituels s'enchaînent… J'ai envie de vomir, j'ai chaud et froid, mon thé glacé plus trop glacé m'aide bien.

La première nuit est encore compliquée pour mon corps, je m'endors vers 4 heures. Le lendemain, c'est toujours très calme dans le service, la psychologue va venir me voir, mais je vais surtout pouvoir me reposer.

Vendredi matin, je demande une prise de sang pour contrôler mon hémoglobine. Je préfère faire mes prises de sang à l'hôpital, car l'infirmière prend directement sur mon PAC donc je ne sens rien. Le médecin me dit que c'est inutile, cela n'aura pas bougé en trois jours, mais elle accepte. Ma chimio se termine à 15 heures, je peux donc rentrer chez moi, mais avant, je pense à réclamer les résultats de ma prise de sang. Quelques minutes après, une jeune femme énergique déboule dans ma chambre et m'annonce :

— On va vous mettre deux poches de sang !

Déjà repartie en sens inverse, elle ajoute qu'elle va prévenir mon docteur.

— C'était qui ? Je vais être transfusée ? Ça a baissé ? J'ai pas tout suivi là !

Après plus d'une heure d'attente, pas d'explication… Je suis toujours branchée et décide de me déplacer moi-même dans le service d'à côté, où se trouve le bureau de mon hématologue. Elle m'informe que l'interne qui est passée dans ma chambre ne l'a pas prévenue et qu'en plus de cela elle est rentrée chez elle… Je suis à 7,7, cela a effectivement baissé, elle approuve la transfusion, mais une poche de sang. Cela va être ma première transfusion de sang. Je le prends comme une expérience supplémentaire dans mon aventure.

La transfusion dure 1 h 30, l'infirmière me surveille de près, surtout ma fièvre qui pourrait être le signe que je ne supporte pas la transfusion. Je ne suis pas seule, Flavien est à mes côtés et mes parents nous ont rejoints. Cela fait bizarre de se dire que le sang de quelqu'un d'autre s'ajoute au sien. C'est encore plus étrange quand je souhaite un jus d'ananas et que l'aide-soignante m'apporte un jus de raisin qui a exactement la même couleur que la poche de sang. Nous en rions tous ensemble. Mais je n'en oublie pas mon agacement : c'est fou qu'il faille tout surveiller, tout réclamer. Je me demande comment font les personnes âgées, seules et trop fatiguées pour tout bien contrôler.

Mercredi 25 juillet, jour 8 en hôpital de jour, au rez-de-chaussée de l'hôpital, l'endroit où tout va plus vite, trop vite, et où nous sommes plus nombreux. C'est vachement moins sympa, tout le monde est pressé et pressant, les soignants n'ont pas le temps de discuter. Et moi, j'adore parler ! Heureusement qu'il y a toujours Flavien, maman ou papa pour m'accompagner. J'arrive très faible, maman pense qu'ils ne vont pas me faire ma chimio, mais après le contrôle de mes constantes, la chimio est validée. En revanche, cela commence mal, j'ai oublié de poser mon patch anesthésiant, sur ma chambre implantable, avant de partir. Se présente alors à moi un gros dilemme, soit j'en pose un, mais je dois attendre une heure, qu'il fasse effet, soit l'infirmière pique dans mon PAC sans que la peau soit anesthésiée. Je suis paniquée, je me mets à pleurer. Je veux rester le moins de temps possible à l'hôpital, mais j'ai peur de la douleur.

— Ça arrive de devoir le faire sans patch. Les patients n'ont pas si mal, me rassure l'infirmière.

J'accepte pour gagner du temps et me prouver que je suis courageuse. Effectivement, c'est plus stressant que douloureux. Mais c'est une sensation peu agréable donc j'essaierai de ne plus oublier mon patch anesthésiant avant d'arriver à l'hôpital les prochaines fois ! Mais si cela doit se reproduire, je ne paniquerai pas.

D'ailleurs le courage… Est courageux celui qui fait le choix de refuser un traitement au péril de sa vie. Je ne suis pas courageuse quand je subis mes traitements, à la limite je dirais que j'ai de la force et de l'espoir, c'est ce qui me fait être persévérante ! Cependant d'après Le Robert, le courage est la « force morale ; fait d'agir malgré les difficultés ». Alors d'accord peut-être que j'ai un peu de courage.

« Une personne forte n'est pas une personne qui ne tombe jamais,
une personne forte est une personne qui tombe et qui se relève. »

La chimio est lancée, je somnole, enroulée dans mon plaid malgré la chaleur de l'été. La jeune interne du service d'hospitalisation de jour m'apporte un compte-rendu de TEP Scan.

— Je l'ai déjà eu la semaine dernière ce papier, j'indique.

Elle hausse les épaules et repart. Maman décode le courrier pour patienter. Surprise, elle me crie :

— C'est pas du tout le même compte-rendu ! Stade III !

Je sonne l'aide-soignante et demande à voir un médecin. La docteure met peu de temps à arriver dans la chambre… Nous voulons des explications !

— L'interne d'hémato a imprimé ce qui était sur l'ordinateur, soit un compte-rendu qui n'avait pas encore été relu et signé par le médecin d'imagerie. Ce n'est pas très grave Mme Naudin, il est tout de même bon votre TEP Scan, ne vous inquiétez pas.

J'ai rendez-vous peu de temps après avec mon hématologue, j'en profite pour lui demander de voir les images du TEP Scan. Elle s'assure que je suis prête et m'explique le scanner. Je vois vraiment beaucoup de « taches noires » sur mon thorax gauche, moins qu'il y a deux mois, c'est certain, mais quand même !

Les jours passent et j'ai les images en tête. Je crois que je réalise tout juste que je suis malade. Je suis moins sereine depuis, mais c'est peut-être une bonne chose de réaliser ce qu'il se passe. Je sais désormais où la chimio agit dans mon corps.

Les piqûres de *Granocyte*, pour rebooster mes globules blancs, me faisaient trop mal aux os. Une douleur comme si je grandissais et rien ne pouvait la calmer. Jusqu'à maintenant, l'hôpital me suggérait de prendre du paracétamol, mais j'ai fait des recherches sur internet et en lisant des témoignages de patients j'ai réclamé des piqûres de *Zarzio* à mon hématologue. Si je ne m'étais pas renseignée, l'hôpital ne me proposait pas cette alternative. Pour eux, c'est le même produit, cependant avec ces nouvelles piqûres, je n'ai presque pas mal ! J'ai obtenu trois prises de sang la semaine qui suit mon huitième jour de traitement pour bien contrôler mon taux de globules blancs. C'est un soulagement, cela me permet de mieux vivre la période d'aplasie.

Je sais enfin comment nouer joliment mes foulards sur ma tête. Je suis contente d'avoir trouvé une technique assez simple pour ne pas trop fatiguer les bras en l'air.

Instant nouage de foulard :

Je pose le foulard déplié sur ma tête avec d'un côté un tiers du tissu sur l'épaule et les deux tiers restants sur l'autre épaule. Je rejoins les deux morceaux à l'arrière de ma tête et je les croise. Le plus long, je le repasse par-dessus mon crâne chauve et termine en nouant les deux bouts de tissu ensemble par un nœud classique sur le côté de ma tête. J'adore !

Deux matins de suite où je vomis, je me sens faible, mais je ne ressens pas de grosses douleurs. Mes globules rouges sont à 7,9 normalement je devrais avoir une transfusion. Mais l'hôpital me fait savoir que je suis jeune, je peux attendre. Ils m'ont donné des comprimés de *Ferritine* pour augmenter le fer dans mon sang et j'ai commencé les piqûres d'*EPO* qui doivent stimuler la production des globules rouges. Encore des piqûres ! Même si celles-ci sont plus douloureuses, ce n'est qu'une fois par semaine et je n'ai pas de bleus sur mon ventre pour l'instant. Il existe aussi la méthode « naturelle » qui consiste à manger plus de protéine, on en trouve en grande quantité dans la viande rouge… Mais pour que cela soit efficace sur la production de globules rouges, il faudrait que je la mange saignante, ce qui est contre-indiqué pendant le traitement puisque les risques de bactéries sont importants. Ce n'est pas la seule incohérence alimentaire, le pamplemousse est à éviter quand on est en traitement car cela provoque des interactions, et pourtant l'hôpital en sert. Ils nous servent également des haricots blancs alors que les chimios causent des problèmes digestifs.

L'infirmière à domicile passe entre 11 heures et 15 heures… Il me tarde d'aller dormir. Quand elle arrive enfin, elle me trouve faible et s'inquiète, alors elle prend mon pouls qui est à 113 battements par minute au lieu de 90. Le soir, l'infirmière revient chez moi affolée. Elle a vu le résultat et me dit de contacter immédiatement mon service d'hématologie. Cette fois, les globules rouges sont extrêmement bas : 6,9. Je suis tellement faible que même aller aux toilettes est compliqué. Je n'échappe donc pas à la transfusion le 31 juillet. En plus des deux poches de sang, j'ai le droit à une poche de plaquettes sur 30 minutes et des antibiotiques pour soigner mon rhume qui dure depuis des semaines.

Un sacré *boost* qui me permet de cuisiner et de regarder la totalité du film diffusé à la télévision ce soir, malgré les sept heures passées à l'hôpital. L'été, les dons de sang sont moins nombreux, l'attente est donc plus longue pour recevoir une poche de sang compatible. Ce qui est bien avec les plaquettes c'est qu'on peut en recevoir de n'importe quel donneur, le groupe sanguin n'a pas d'importance.

Je reste enfermée plusieurs jours à cause de la chaleur extérieure. Impossible de garder l'appartement frais, il fait plus de 30 degrés à l'intérieur. Déjà que je n'aime pas l'été, j'ai l'impression de moins bien supporter la chaleur depuis les traitements, c'est difficile. Je rêve d'aller faire un tour à *Mondial Tissus, Action, Cultura*… Ce n'est pas trop mon truc les magasins de vêtements. J'ai une obsession étrange pour les marchés nocturnes, je demande à Flavien d'aller à tous ceux du coin. Le soir, il fait plus frais. Je n'ai rien d'autre à penser, par conséquent je développe des lubies. La plus obsédante est la nourriture. En ce moment, j'ai très envie de fouées, j'y pense toute la journée et même la nuit. Cela fait une éternité que je n'ai pas mangé ce petit pain rond garni de beurre persillé, de rillettes ou bien d'autres choses. Une délicieuse spécialité locale ! En revanche, j'ai de plus en plus de mal avec la nourriture de l'hôpital. Les traitements amplifient mon odorat et, là-bas, tout me donne la nausée, surtout leur pain blanc. Je n'arrive plus à manger de salade, pourtant c'est un aliment qui n'a pas de goût. Je me nourris de pêches et heureusement l'hôpital en a en stock !

On ne s'habitue pas aux chimios, c'est de plus en plus dur à chaque séance. J'ai tellement peur du quatrième cycle qui commence demain ! J'ai demandé à voir l'hypnothérapeute pour m'aider à passer la première nuit dans de meilleures conditions, mais elle ne sera pas disponible. Tout comme la psychologue et l'art-thérapeute qui sont en vacances.

Pour me détendre, nous allons au cinéma avec Flavien. Malgré le film de seulement 1 h 45, je me rends compte que j'ai la concentration d'un enfant de 4 ans. J'en ai marre, c'est long, j'ai hâte de sortir, je n'arrive pas à rester assise sans bouger, le son est assourdissant. JE VEUX RENTRER.

8 août, chambre 18… Quand il faut y aller…

Il règne une bonne ambiance dans les couloirs. Quand un patient sort de sa chambre, même s'il est chauve, il est paré d'un grand sourire. Ce sont généralement des personnes âgées, mais je ne croise jamais de jeunes de mon âge. L'infirmière m'explique qu'ils font comme moi, ils restent dans leurs chambres. Il existe un hôpital pour les enfants puis un hôpital pour les adultes, mais rien n'a été pensé pour les jeunes adultes. Cela m'intéresserait d'échanger avec des jeunes, en dehors des réseaux sociaux. Même si ces derniers sont très utiles.

Fin de la première journée, le dernier produit s'écoule doucement. Je suis au téléphone avec mamie, ma gorge commence à me piquer. J'abrège la conversation et je me mets à tousser, j'ai l'impression que ma gorge gonfle, je sonne, je m'étouffe de plus en plus, je regarde maman avec des grands yeux d'incompréhension. Sarah, l'aide-soignante, entre dans ma chambre et comprend aussitôt. En quelques secondes, elle emmène maman hors de la chambre pour laisser place à l'infirmier qui stoppe immédiatement le produit et m'injecte un médicament pour arrêter le gonflement de ma gorge. Je viens de faire une réaction allergique au deuxième produit. Cela s'était pourtant bien passé les premières fois ! La même chimio est relancée une heure, sous surveillance.

J'ai toujours dormi seule durant mes hospitalisations, mais cette fois-ci j'ai demandé à maman de rester avec moi la première nuit. J'arrive à détendre mon corps grâce aux gratouilles constantes qu'elle me fait dans le dos. L'album d'Hoshi tourne en boucle. Je crois bien qu'elle ne va plus pouvoir l'entendre. J'ai remarqué que certaines musiques apaisent le corps et limitent mes douleurs. C'est pour cela que j'ai créé une *playlist* SOS quand je ressens un mal être intérieur.

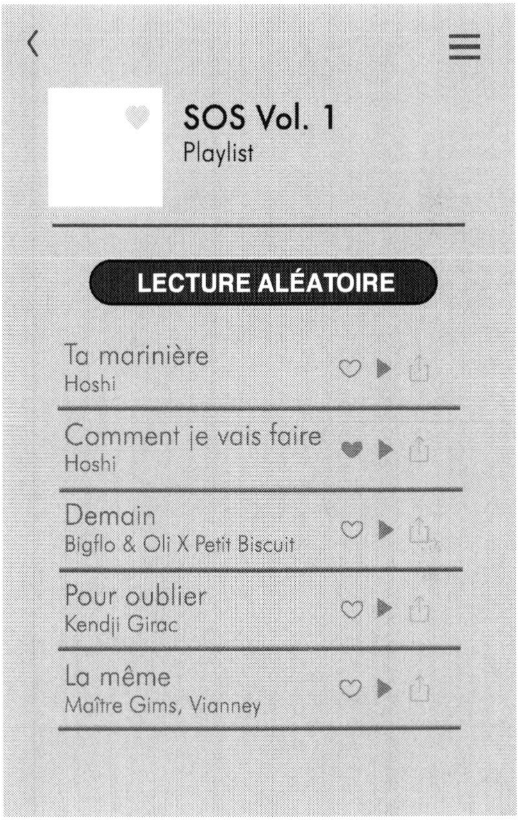
SOS Vol. 1
Playlist
LECTURE ALÉATOIRE
Ta marinière
Hoshi
Comment je vais faire
Hoshi
Demain
Bigflo & Oli X Petit Biscuit
Pour oublier
Kendji Girac
La même
Maître Gims, Vianney

Maman s'assoupit à plusieurs reprises, mais je la réveille en implorant de continuer les gratouilles. C'est seulement à 2 h 30 que je m'endors, ce qui est néanmoins plus tôt que les précédents cycles.

Apparemment, il fait chaud dans ma chambre, mais moi j'ai très froid à cause de la chimio. L'interne arrive et me donne deux informations :

— Le jour 8 du cycle tombe le 15 août, un jour férié, le traitement est donc repoussé au lendemain. Et votre prochain cycle sera certainement plus doux si l'on passe au protocole ABVD.

Le changement de protocole est classique pour un lymphome de Hodgkin. Si après deux ou quatre chimios BEACOPP les résultats sont bons, la chimio "plus douce" est envisagée.

Le deuxième jour se termine, je suis fatiguée. J'ai eu la visite de Nicole. C'est une des rares personnes qui a proposé de venir me voir. Mais le soir, quand je suis seule dans ma chambre, je me questionne sur l'incidence de décaler le jour 8. Je fais part de mon inquiétude à l'infirmier qui fait son dernier tour avant de laisser place à l'équipe de nuit.

— Si si, c'est très grave ça va faire rater la guérison ! Tu peux rentrer chez toi dès ce soir, ça ne sert plus à rien, mais de toute façon tu es déjà guérie alors c'est bon !

Je n'ai vraiment pas le moral et je n'ai pas envie de comprendre cet humour… je voulais juste qu'il me rassure.

6 h 30, les nuisances sonores générées par des travaux de construction me servent de réveil-matin. Deux heures plus tard, alors que je suis encore somnolente, l'infirmière rince mon PAC, afin de « déboucher la tuyauterie ». Cela me donne un goût iodé dans la bouche, pas agréable avant le petit-déjeuner. De plus, l'infirmière envisage de lancer ma chimio dès 9 heures. Sauf que les produits de chimio altèrent le goût, je veux prendre mon petit-déjeuner tranquillement avant que le troisième jour de traitement ne commence et que je ne puisse rien avaler à midi. En plus,

il est recommandé d'attendre 24 heures entre les deux chimios. Mais…

— Vous êtes jeune, vous supportez bien, on peut avancer de plus de 2 heures par rapport à hier, essaie de me convaincre l'infirmière pour gagner du temps sur son planning.

Après de vives contestations de ma part, elle pose la chimio à 10 h 30. J'ai tendance à faire part de ce que pense et ressens, parfois sans réfléchir. C'est davantage le cas avec la maladie. Quand j'ai besoin d'aide ou au contraire d'être seule, que je suis triste ou que j'ai envie de sortir, je l'exprime. Le dire évite tout malentendu, car ils ne peuvent pas lire dans mes pensées.

Je quitte l'hôpital, vexée de n'avoir eu aucune de mes infirmières préférées lors de ces trois jours. Je fonctionne beaucoup à l'affect. C'était déjà comme cela pendant ma scolarité, pour faire plaisir au professeur je m'efforçais d'avoir de bonnes notes dans sa matière. C'est ce qui m'a fait aimer le français et détester les maths. C'est aussi en partie parce que le professeur d'économie était génial que j'ai choisi de faire un bac économique et social.

À la suite de ma première chimio, des aphtes et des mucites sont apparus dans ma bouche. J'ai cherché une solution naturelle pour fabriquer mon dentifrice moi-même. J'ai commandé de l'argile blanche qui élimine les impuretés, à cela j'ajoute de l'huile essentielle d'arbre à thé, qui a un effet antiseptique, et le bicarbonate de sodium liquide, de l'hôpital, pour former une pâte. Depuis je n'ai aucun problème de bouche. Même l'équipe médicale a été impressionnée. Mon oncologue a validé la composition avant que je l'utilise et je lui ai envoyé la recette pour qu'elle puisse la donner au besoin. L'infirmière coordinatrice m'autorise à la diffuser dans l'hôpital, alors j'imprime des fiches pour les déposer en salle d'attente. C'est important de faire valider ses produits, j'en ai fait l'expérience. Au début de mes traitements, je prenais du *Desmodium* dans le but de protéger mon foie. Alors que j'avais demandé pour les huiles essentielles, je n'ai pas jugé utile de le faire pour le *Desmodium* en me disant que c'était une plante naturelle. Quand j'ai listé mes médicaments et compléments au pharmacien de l'hôpital, il m'a informée que cela pouvait entrer en interaction avec l'un de mes produits de chimiothérapie. Je l'ai immédiatement stoppé ! Le même problème se pose également avec le millepertuis qui diminue l'efficacité des traitements.

Perfusion de douceur

«Bonjour, j'ai imprimé et mis à disposition des patients votre recette magique. Je l'ai même donné en mains propres à certains d'entre eux. Merci encore de cette pensée collective. Prenez soin de vous.»

En plus du dentifrice, je suis passée au naturel pour mes cheveux avec un shampoing au lait de chèvre. Mais en ce moment, je n'en ai pas besoin, les cheveux rasés c'est super pratique ! Je gagne un temps fou à ne pas devoir les laver, les sécher et les coiffer. Comme il fait chaud, je me sens plus légère et en plus, trop drôle, j'ai la même coupe que mon beau-père. J'hydrate mon cuir chevelu avec la brume de la marque *Même Cosmetics*, leurs produits sont adaptés aux personnes en traitement. J'aime ma tête chauve, je n'ai pas de mal à me regarder dans le miroir. Mais j'ai l'impression que je « choquerais » si je sortais sans turban.

Lundi 13 août, comme je ne vais pas trop mal, contrairement à ce week-end, et que nous sommes contraints de tout prévoir au dernier moment, nous décidons d'aller voir ma famille qui habite à 1 h 30 de Tours. Mes grands-parents sont contents de me voir et même si c'est une journée fatigante, c'est agréable.

Mamie accepte que je retire mon turban.

— Ah, je m'attendais à pire. Ça te va bien, même si l'on voit que tu es malade, ma pauvre chérie.

En plus de moins les voir, je les appelle moins souvent qu'avant. Les appels téléphoniques m'épuisent vite, je dois me concentrer et cela finit par me donner mal à la tête. Mes quatre grands-parents sont très attentifs sur l'avancée des traitements. Mes mamies n'ont pas du tout le même tempérament. Il y en a une qui me dit « C'est injuste, pourquoi toi, je ne comprends pas » et l'autre qui affirme « Allez ! Tu vas être bien soignée, ça va aller maintenant ». Malgré leurs différences, ils m'ont tous les quatre beaucoup appris. Mon papy Claude c'est le spécialiste des blagues et mamie Aliette m'a appris à cuisiner mon tout premier gâteau ! Ma mamie Monique a eu la patience de m'enseigner le tricot et papy Louis m'a transmis son goût pour l'écriture.

Mon jour 8, jeudi 16 août, marque ma première fois dans une salle de fauteuils. Je suis épuisée, j'aurais aimé le calme d'une chambre individuelle avec le confort d'un lit. Nous sommes quatre femmes dans la pièce. Forcément, je suis la plus jeune. La situation me déstabilise complètement, j'ai envie de rentrer chez moi au plus vite. Il fait sombre, mon large fauteuil vert pomme est convenable, mais il est positionné derrière la porte d'entrée de la salle. Les infirmières et les médecins font des allers-retours incessants pour voir les différentes patientes. Pendant ce temps-là, pour ne rien arranger à la situation déjà hors de mon contrôle, maman et Flavien ne peuvent pas rester avec moi, car les conversations sont confidentielles. Quand la porte se ferme enfin, la dame en face de moi me demande si ça va.

— Pas vraiment, mes globules rouges doivent être bas, je me sens tellement faible.

En parlant avec elle, je me rends compte que cela me rebooste. Elle se prépare à partir et je suis surprise qu'elle mette une perruque. Je me permets de le lui signaler.

— Je trouve vos cheveux très bien.
— Ils sont tous gris et trop courts.
— C'est la tendance, les jeunes se les font décolorer pour les avoir gris.

Elle sort en rigolant et en me souhaitant bon courage, mais avec sa perruque vissée sur sa tête. C'était une belle rencontre, finalement c'est bénéfique d'être en fauteuil.

Le retour à la maison est difficile, je ressens un énorme mal-être, je suis terriblement mal. Heureusement, Flavien est présent pour m'aider, il met de la musique et je me douche assise dans la baignoire. Ces « crises » durent à peine dix minutes, mais c'est intense et déstabilisant, je les sens arriver et je panique encore plus.

Pour oublier cette nouvelle terrible journée je vais passer à autre chose en allant me coucher. Mais la nuit ne se déroule pas mieux, j'ai mal aux os, tout mon corps est endolori et j'ai des sueurs froides. J'en ai marre, il faut que les traitements se terminent, je n'en peux plus ! J'ai fait le plus dur… Normalement. J'ai peur qu'ils me fassent espérer la chimio douce, mais que mon TEP Scan ne soit pas assez bon pour cela.

Les résultats de ma prise de sang ne sont pas bons, j'ai 7,4 de globules rouges, par conséquent une transfusion est prévue dimanche 19 août. Ce qui me console c'est que ce sera dans le service hémato où je ne suis pas retournée depuis ma première hospitalisation pour l'annonce et j'aime bien ce service et l'équipe médicale.

Dans la nuit du 18 au 19 août, j'ai très mal aux fesses, je passe une nuit blanche à essayer de calmer la douleur en appliquant beaucoup de crèmes, en prenant un bain chaud puis froid. Je me tords de douleur, je ne reste pas en place, rien ne me soulage. À 4 heures, j'appelle le service hémato complètement désespérée, mais ils ne m'autorisent pas à venir. Je continue d'exploser de pleurs, de cris de douleur, de couiner comme un petit chien qu'on aurait laissé seul toute la journée. Flavien me donne une bouillotte, puis des glaçons dans un gant. Il est désemparé devant ma douleur. J'envoie un message à la magnétiseuse que je vois parfois, la suppliant de m'aider à distance, mais en pleine nuit, elle dort. Heureusement, j'ai rendez-vous à 9 heures pour ma transfusion, mais l'attente est interminable. L'unique chose à faire est d'aller aux urgences qui se trouvent dans l'autre hôpital de la ville. Ils ne me feront rien de plus, ils ne me connaissent pas… je reste chez moi, mais je souffre.

Dès 8 heures, je me présente dans le service hémato. Un dimanche matin, c'est calme, je me tords et crie de douleur sur le lit de la chambre. Certaines aides-soignantes me connaissent et savent que je n'exagère pas. On allume la télévision pour m'occuper un peu l'esprit et comme un signe, la chaîne programmée diffuse la musique de Bigflo et Oli et leur titre *Demain*. J'aime ces synchronicités bien utiles dans des moments comme celui-ci.

« Faut pas que t'y penses
Ne pense plus à rien, rien, rien, rien
Ça ira mieux demain. »

L'infirmière me trouve une bouée afin que mes fesses soient surélevées. Le médecin et l'interne arrivent à 10 heures, mes parents sont arrivés entre-temps. Ils m'expliquent que ma prise de sang montre une profonde aplasie, les neutrophiles sont proches de zéro. Mon corps ne se défend plus contre les agressions. Ma douleur aux fesses ira mieux quand mes globules blancs remonteront, en attendant ils me donnent des antidouleurs et des antibiotiques. Le médecin décide de me garder quelques jours, j'ai tellement mal que je préfère rester à l'hôpital. Ce qui semble les inquiéter plus que ma douleur, c'est mon faible taux de potassium. Disons que le potassium joue sur le cœur et qu'il vaut mieux éviter de l'affaiblir. En fin de journée, j'ai carrément de la fièvre et je vomis le peu de nourriture que j'ai réussi à manger. La température baisse seulement avant de m'endormir.

Pour commencer la semaine, l'infirmière m'installe une pompe à morphine pour 24 heures par petites doses. En plus de tout cela, j'ai un ongle incarné qui me fait mal. J'en ai régulièrement depuis que je suis petite, mais avec le peu de globules blancs et de plaquettes je n'arrive pas à les soigner sans me faire mal davantage.

— Je suis la reine des poupées pour doigts de pied ! plaisante l'infirmière.

Elle met de l'antiseptique sur mon orteil et s'applique à enrouler le bandage. C'est agréable que l'équipe soignante prenne le temps de s'occuper des bobos qui pourraient sembler insignifiants, mais qui, mal soignés, peuvent vite être douloureux. C'est un tracas de moins ! Autre problème, hors de contrôle… le monsieur de la chambre voisine passe ses soirées au téléphone et il a une voix très grave, cela résonne. Difficile de m'endormir, en plus de ma douleur.

Quand l'équipe de nuit passe vers 4 heures, je peine à me réveiller. Une infirmière ne trouve rien de mieux à faire que de soulever mon haut de pyjama par le bas pour regarder mon PAC… PAC qui se trouve au-dessus de ma poitrine ! Il suffit donc de tirer légèrement mon col comme le font toutes les autres infirmières et comme je le fais moi-même la plupart du temps. Trop surprise pour dire quelque chose et trop somnolente pour être énervée, je me rendors.

La nuit suivante, une infirmière veut me retirer l'hydratation, car ce n'est pas noté dans les prescriptions.

— C'est quoi cette histoire ? Pas question que vous me retiriez l'hydratation, lors de toutes mes hospitalisations c'est la seule qui reste toujours branchée !

— Je dois demander au médecin de garde… pour l'hydratation.

Bordel ! Pourquoi sont-elles si désagréables la nuit ? J'ai eu gain de cause pour cette fois, je reste sous hydratation. La « tête de cochon » comme me nommait ma famille quand j'étais petite… Ah, là ! Elle sert ma ténacité ! Pour être honnête, je pense que le cancer ne pouvait pas tomber sur quelqu'un d'autre que moi dans ma famille, je suis celle qui est la plus capable. Et puis, je préfère être, moi, dans l'action plutôt que de regarder, impuissante, un proche subir toute cette merde. Le professeur du service a détecté que j'ai du caractère, le peu de fois où il m'a vue. Il me dit gentiment que je sais ce que je veux. D'ailleurs, pour moi ce n'est pas un défaut. C'est important de s'affirmer, surtout à l'hôpital j'ai l'impression.

La journée, les infirmières du service ont plus ou moins mon âge, c'est agréable de discuter avec elles… Alizée est de 1994 comme moi. Ma préférée c'est Pauline ! Cela me fait bizarre de la vouvoyer, car elle pourrait clairement être une amie. Il y a aussi Jojo, une aide-soignante quadragénaire, qui met l'ambiance dans le service. Ce soir, elle me propose un cours de nouage de foulards ! Elle a apporté de jolis foulards, elle en noue deux ensemble pour donner du volume et mélanger les couleurs.

On dirait que je commence à aller mieux, certainement grâce à un puissant antidouleur qui m'a mise dans les vapes presque 3 heures, mais au moins je mange. Je mange des pâtes carbonara, ma valeur sûre qui me donne le moral.

Nous sommes déjà vendredi, j'ai passé la semaine à l'hôpital, mes globules blancs et rouges sont remontés, mais avant de quitter l'hôpital je dois voir un spécialiste pour mes fesses. Pour la première fois, je monte dans une ambulance, car je me rends dans l'autre hôpital de Tours. Le spécialiste me dit que ce sont des fissures, je dois appliquer une crème et faire des bains de *Dakin*. Il m'informe également qu'en cas de diarrhée l'*ultra-levure* est dangereuse quand on a un PAC. Personne n'a jugé intéressant de me le signaler avant ?

Quelques jours de répit, même si je m'épuise vite, avec Flavien nous sortons nous promener. Un tour de bateau sur la Vienne, visite du château de *La Belle au bois dormant* à Ussé, visite de Vouvray et guinguette avec des copains. J'ai très peu de jours où je vais bien, quand c'est le cas nous essayons d'en profiter pour voir les amis et la famille, car nous devons souvent refuser les invitations.

Piquée au vif

« Je ne t'ai pas invitée je me doutais que tu ne pourrais pas. »

J'aurais dû commencer mon cinquième cycle de BEACOPP, mais aujourd'hui, mercredi 29 août c'est jour de TEP Scan ! Si celui-ci est bon, demain j'aurai la chimio plus douce ; ABVD. Flavien m'accompagne puis nous nous réfugions à Feuillette pour dévorer leurs ficelles aux lardons !

Le lendemain, la docteure arrive dans ma chambre :

— Alors, vous êtes contente ?

— Pardon ? Contente de quoi ? J'ai loupé une information.

— On passe en ABVD !

C'est la même docteure qui m'a expliqué les résultats du deuxième TEP Scan. Elle n'est pas mon médecin référent. Le professeur m'a dit qu'ils allaient se concerter pour prendre la décision et là, la docteure semble prendre la décision seule... Nous demandons à voir le professeur du service pour être certains du protocole. Il prend le temps de m'expliquer.

— Vous êtes dans un avion, vous vous laissez transporter ou vous allez dans le cockpit ?

— Ah bah ! Si j'en ai la possibilité, bien sûr que je vais voir comment ça se passe aux commandes !

— Ahah, je vous reconnais bien là ! Mais ne vous inquiétez pas, on passe sur le protocole ABVD. Il n'y a presque plus rien, on ne va pas vous faire plus de mal.

Décollage immédiat, direction quatre poches. Une de 15 minutes, la deuxième de 30 minutes, la troisième de 15 minutes et la quatrième et dernière de 2 h 30. On n'oublie pas le produit de rinçage de quelques minutes entre les poches et la prémédication soit sept cachets de cortisone et un antinauséeux. Ce qui est chouette avec ce changement de protocole c'est que ce soir je dors chez moi ! Ce n'est qu'une journée en hôpital de jour tous les 15 jours. Cela fait du bien de dormir chez soi, mais elle est où la dame qui me demande « Je vous sers quoi pour le petit-déjeuner ? » Il est où mon petit-déj' au lit ? L'arnaque !

Effectivement, l'ABVD semble moins violent, j'ai bien dormi pour cette première nuit post-traitement. Son lot d'effets secondaires n'a pas pour autant oublié de venir m'embêter. J'ai les joues rouges et qui chauffent avec à la cortisone. Je me sens barbouillée non-stop, j'ai des crampes d'estomac, mais j'ai de l'appétit. Quand l'appétit va, tout va ? Chez moi, c'est totalement vrai ! Manger est un vrai plaisir et quand le goût part, c'est mon moral qui en prend un coup. J'ai des envies spécifiques de nourriture. Je mange toutes les déclinaisons de pommes de terre : purée, pommes dauphines, galettes, patates sautées, sans oublier les frites !

Demain, c'est la rentrée ! Flavien va faire son premier jour en tant qu'ingénieur mécanique dans une entreprise au nord de Tours. Maman reprend le travail et papa va devoir s'occuper seul la journée puisqu'il est à la retraite depuis le début de l'été. Ces derniers mois, j'ai été très entourée, cela va être un gros changement de rythme pour moi et pour Flavien. Nous avons d'ailleurs pris la décision de changer de location et de chercher une maisonnette, car mon appartement de 40 m^2 est extrêmement mal isolé, l'été il fait bien trop chaud et l'hiver bien trop froid. Nous avons eu rendez-vous chez *Citya*, l'agence par laquelle je loue actuellement mon appartement. Nous aimerions visiter deux logements.

— Je vous rappelle ! m'assure le commercial.

Le commercial n'a jamais rappelé. C'est pourquoi j'appelle *Orpi*.

— Bonjour, nous sommes à la recherche d'une location avec deux chambres au nord de Tours.

[…]

— Je suis en arrêt maladie, mais avec des indemnités journalières et mon compagnon est en CDI.

— Arrêt-maladie pour quelle raison ?

— Un cancer.

— Ah, mais là on ne va rien avoir du tout pour vous ! Merci, au revoir.

Nos recherches commencent bien…

Le 15 septembre, c'est la journée mondiale des lymphomes. Une semaine avant, l'hôpital organise une conférence sur le sujet. Maman m'accompagne. Nous sommes une centaine d'hommes et femmes de tous âges dans l'amphithéâtre de la fac de médecine, voisine de l'hôpital. Pendant deux heures, nous avons beaucoup appris sur les lymphomes en général. Hodgkin a été peu abordé, car il est faiblement représenté dans les statistiques. J'ai constaté le professionnalisme de la docteure en qui j'avais peu confiance, je revois donc mon jugement.

Quelques jours après, je reprends le bus pour la première fois depuis longtemps. Cela bouge beaucoup. C'est une mauvaise idée que je commence fortement à regretter. Au bout de 20 minutes, j'arrive en ville où je rejoins Noémie, Déborah et Blandine pour un goûter. Je n'avais pas revu Noémie depuis son passage à l'hôpital pour mon premier traitement. Nous nous parlons moins et pour dire des banalités. Blandine et Déborah sont infirmières, en plus de comprendre les termes techniques, j'ai l'impression qu'elles sont moins gênées de parler du cancer. C'est agréable. Noémie occulte le fait que je n'ai plus de cheveux et s'adresse machinalement à moi pour me demander une pince ou un élastique pour ses cheveux. J'en rigolerai, mais plus tard. Pour m'éviter les désagréments du bus, Flavien vient me récupérer en ville.

Mercredi 13 septembre, c'est papa qui m'emmène pour ma deuxième chimio du cinquième cycle. Hier, j'ai passé ma journée à déprimer et à pleurer, car je me trouvais moche. Ce n'est pas tous les jours facile de s'accepter chauve et le visage gonflé par les médicaments. En arrivant à l'hôpital, je croise la dame qui était en face de moi, dans la salle avec les fauteuils, mais cette fois… sans perruque ! Nous nous adressons un sourire complice. Je suis fière de moi si ma remarque a pu en partie l'aider à s'accepter. Je suis en fauteuil donc papa ne peut pas rester avec moi, il attend dans la salle commune… de 10 heures à 16 heures. En général, les séances se passent dans le silence, mais aujourd'hui les dames qui sont avec moi sont bavardes.

— Ah non, mais pour moi il est essentiel que je garde une activité professionnelle je ne peux pas rester chez moi à ne rien faire.

Aucune de nous trois ne répond. Je m'interroge, car dans mon cas, me faire couler un café le matin est mon activité la plus sportive de la journée. Pour en savoir davantage, je pose la question à ma petite communauté Instagram : « Avez-vous continué le travail pendant votre cancer ? » Grâce à une fonction de vote par « Oui » ou « Non », le résultat est indéniable, seulement 10 % ont continué de travailler pendant les traitements. Cela dépend vraiment des protocoles, mais en règle générale ce sont des traitements lourds, difficilement compatibles avec le travail. Je sors de l'hôpital fatiguée, mais sans douleur.

Ce week-end, est organisée la foire expo' de ma ville d'origine, Loudun. J'y ai vécu de mes 3 ans à mes 18 ans et mes parents y vivent toujours. J'y ai fait toute ma scolarité, forcément je croise énormément de personnes que je connais. Beaucoup me fuient du regard et certains n'ont pas d'autre choix que de s'arrêter quand nous tombons nez à nez. Ils se sentent tellement mal à l'aise ! Pas moi. Ah, sacrée maladie taboue !

Je suis triste et déçue, je m'attendais à ce que ma copine Noémie soit plus présente pour moi. Depuis le début des traitements, nous ne nous sommes vues que deux fois, j'ai eu peu de messages et ils étaient maladroits. Je sais que je peux tout lui dire et comme cela me ronge depuis des semaines je lui envoie un message. Elle me répond qu'elle ne s'en est pas rendu compte. Son retour en France, après un an aux États-Unis, la déstabilise et elle ne voulait pas se plaindre de « si peu » par rapport à ma maladie. Je parle beaucoup du cancer, car c'est mon quotidien, mais je peux totalement entendre les préoccupations, autres, de mon entourage. Surtout que je comprends son blues que j'ai également ressenti à mon retour d'Irlande. J'espère qu'avoir échangé améliorera les choses entre nous.

Je viens de dépasser les 1000 abonnés sur Instagram. « C'est peut-être un détail pour vous, mais pour moi ça veut dire beaucoup, ça veut dire… » Ça veut dire quoi ? Est-ce que c'est parce que je suis malade que plus de personnes me suivent aujourd'hui ou est-ce mon travail d'écriture sur mon blog et mon implication à faire de belles photos qui les intéressent ?

Jeudi 20 septembre, je fais les tests pour mon souffle, puis une échographie du cœur pour contrôler que tout va bien. Ces examens sont récurrents, en plus des électrocardiographies réalisées lors de mes hospitalisations. Mais cette fois, le cardiologue appuie tellement fort sur ma poitrine avec la sonde que j'ai mal ! Comme nous sommes à l'hôpital, j'en profite pour voir la psychologue, rendez-vous qui dure à peine une heure. J'ai toujours l'impression que je dois faire vite quand je lui parle, je ressens de l'empressement. Papa, qui m'a accompagnée aux rendez-vous, me dépose à la guinguette, retrouver les copines blogueuses de Tours. La musique est trop forte, cela fait un brouhaha désagréable. J'ai du mal à entendre les filles alors Flavien arrive rapidement me récupérer après son travail. Ce week-end, il part dans le Lot rejoindre ses amis. De mon côté, cela sera un peu plus calme ; avec mes parents, nous mangeons au restaurant et ils m'emmènent assister à un cours de couture, que donne Mondial Tissus. C'est la première fois que je refais une activité en groupe. Une femme me regarde avec insistance, je l'aborde.

— Vous me dites quelque chose, mais je ne sais plus d'où ?

— Hématologie, me répond-elle doucement en s'approchant.

— Ah oui ! De toute façon, ça ne pouvait pas être ailleurs, je ne sors plus beaucoup ces derniers mois.

Un agréable moment de couture pour réaliser un *tote bag*, cela me redonne le moral.

Depuis un mois, tous les mardis après-midi, maman vient faire le ménage dans l'appartement. Je ne suis pas assez en forme pour le faire et Flavien fait déjà beaucoup en plus de son travail. Comme c'est une journée où je suis en forme, je lui demande de m'emmener au magasin *Zodio* pour préparer l'atelier créatif que je vais animer le 13 octobre. L'équipe du magasin semble emballée par mon idée de guirlande lumineuse en origamis étoiles.

Quelques jours après mon avant-dernière chimio, je pleure de fatigue. Je ne fais rien, je n'arrive à rien. Ce sont les montagnes russes, car en quelques heures je peux passer de « bien » à très mal. J'observe le joli chat des voisins qui se prélasse sur le transat. C'est un magnifique Maine coon gris il a donc de longs poils et une tête de lion. Si je suis en forme, je l'appelle et il vient à ma porte pour avoir des caresses. Depuis que j'ai perdu ma siamoise, Chanelle, en décembre 2016, je rêve d'adopter un nouveau chat. J'ai eu beaucoup de mal à me remettre de sa disparition. Quand je voyais la psychologue de l'hôpital, au début des traitements, je ne parlais que de cela. Je me suis même demandé si ma tristesse pouvait être la cause de mon lymphome. Pour le moment en appartement, ce n'est pas l'endroit idéal et les médecins me l'ont clairement déconseillé avec le traitement qui affaiblit mon système immunitaire et augmente alors le risque d'infection.

Le 6 octobre, c'est la journée nationale des aidants. L'entourage souvent impuissant, mais prêt à tout ! Six mois que les traitements ont commencé, mais ils continuent pourtant de faire face et d'avancer à mes côtés tout en gérant leurs propres émotions en plus des miennes. C'est une épreuve usante physiquement et psychologiquement. Mes parents, mes beaux-parents, mais aussi, en première ligne, mon copain. Il n'a pas fui et a mis de côté ses projets et ses envies. Il doit presque tout faire, les courses, les repas, souvent m'aider à m'habiller, parfois me laver. C'est lui qui gère les médicaments que je dois prendre. Il me réconforte, et bien plus… et bien pire… Merci, Flavien, d'être mon aidant que j'aime tant.

Nous allons voir Lucas, le neveu de Flavien qui vient d'avoir deux ans. Encore une fois, il refuse de me faire un bisou. Je me demande si c'est à cause du turban, je suis un peu vexée, car il a bien voulu dire bonjour à tonton Flavien. Je me console en me disant que la plupart des petits refusent de dire bonjour et on les oblige toujours à faire la bise alors que moi même je n'apprécie pas cette coutume très française.

Conseils chimio

Petit récap' pour aller en chimio sereinement :

- ☐ Mettre mon patch
- ☐ Prendre un plaid
- ☐ Du sirop pour boire plus d'eau
- ☐ Ma nappe colorée
- ☐ Des bonbons à la menthe
- ☐ Le carnet avec mes questions
- ☐ Un livre pour patienter

Le 11 octobre, c'est ma dernière chimio !!!!

Je suis partagée entre joie et tristesse, plusieurs sentiments m'envahissent. Je suis en fauteuil pour la dernière, mais papa et maman sont à mes côtés. Dans certains hôpitaux, l'équipe médicale sonne une cloche pour les dernières chimios. Ici, rien n'est mis en place alors mes parents me mettent un son de cloche sur le téléphone juste avant que je sois débranchée. Immédiatement après ma dernière séance de chimio, je consulte la psychologue de l'hôpital pour lui faire part de mes sentiments contradictoires. Je suis rassurée, car elle continuera de me suivre même si je n'ai plus de traitement. J'ai peur de la suite et je suis triste que les chimios se terminent. Je ne devrais pas penser cela ! À l'hôpital, je suis comme dans un cocon et maintenant j'ai peur de l'inconnu. Je me sens expulsée de l'avion, direction une jungle inconnue.

J'ai reçu une pluie de cœurs ! Une belle idée de maman qui a envoyé des cœurs en bois à mes proches en demandant de les personnaliser puis de me les poster. J'en ai reçu tellement ! Par exemple Boris et sa famille, depuis Bordeaux, qui prennent régulièrement de mes nouvelles. Il y a même ma famille irlandaise ! Et mon ancien chef de Bordeaux ! Trop fort !

Les chimios sont donc terminées ! Il va falloir attendre début décembre pour entendre le mot rémission.

En attendant, je fais quoi, moi ?

Piqûre de rappel

Les moments difficiles de douleurs sont terminés. La fatigue toujours présente va s'atténuer. Quand je pense au fait que je devrais dire toute ma vie « J'ai eu un cancer », cela me tourne la tête. C'est complètement fou !

Deux jours après ma dernière chimio, j'ai une grosse journée en lien avec mon blog. J'anime un atelier créatif au Zodio de Tours à l'occasion de « La journée des blogs » organisée par le magasin. Je suis touchée, car Julie, l'une des blogueuses, a proposé à tout le monde de mettre un turban pour que je ne sois pas la seule à en porter un. Une partie des filles a joué le jeu, mais également de nombreux vendeurs. Nous sommes une dizaine de blogueuses à animer des ateliers toute la journée. Mon atelier est à 16 heures pour me laisser le temps de rentrer et faire une sieste juste avant. Épuisant, mais aidée de Flavien, j'ai mené mon atelier jusqu'au bout.

Pour changer de l'hôpital, nous partons cinq jours sur l'Île de Ré. Je suis faible et je peux faire peu de choses, mais on m'a prêté un fauteuil roulant et je compte bien profiter de l'air marin malgré tout. Le laboratoire m'appelle et m'informe que mon taux de globules rouges est bas et que je devrais contacter l'hôpital. J'appelle mon hématologue et négocie une nouvelle prise de sang. Mais à mon retour, j'ai 7,7 de globules rouges, cela signifie que je vais avoir une nouvelle transfusion.

— Allez, direction l'hôpital !

J'arrive à 10 heures mais à midi l'infirmière m'explique, tout en prélevant mon sang par le biais du PAC, que la prise de sang n'a pas été signée par le laboratoire de Loudun, qu'elle n'est donc pas validée. Il faut attendre deux heures pour une formulation sanguine complète, signée et validée. Les poches de sang arrivent, il est 16 heures ! Papa est parti donner son sang. C'est la première fois, je suis très fière de lui. Il avait peur des aiguilles et des prises de sang, mais il surmonte son appréhension, car il sait à quel point c'est important. À 18 h 30, l'aide-soignante me propose le plateau-repas :

— Gardez votre plateau, moi ce soir, je mange des châtaignes ! J'explique avec enthousiasme.

J'adore les châtaignes au feu de bois. Titi et Gigi se sont donnés du mal pour tout bien préparer. Thierry, que j'appelle Titi, est un collègue de papa qui est présent depuis toujours pour moi. Il a un rôle de parrain. Je me régale, mais je suis épuisée et je dois malheureusement écourter la soirée.

Déjà un mois que les chimios sont terminées. Mes ongles sont zébrés. J'observe quatre traits blancs à chaque ongle, quatre, comme le nombre de BEACOPP que j'ai reçu. Depuis des années, mes ongles sont longs et forts, cela me peine de les voir si cassants alors que je les ai toujours protégés avec du vernis. Mais ce qui m'inquiète ce sont les plaques rouges qui réapparaissent autour de mes yeux et à ma bouche, les mêmes qu'avant le diagnostic. J'ai aussi mal à l'épaule sans raison depuis plusieurs semaines. Mon médecin référent à l'hôpital me fait passer une radio des poumons. Elle ne voit rien, cela m'apaise un peu.

Les prises de sang s'espacent toutes les deux semaines. Je continue de prendre mes médicaments, des antiviraux et antibactériens le temps que mon système immunitaire revienne à la normale, car les globules blancs se font encore désirer. J'ai quatre comprimés à prendre tous les jours, plus un autre un jour sur deux, le *Bactrim* qui est énorme, je m'étouffe régulièrement avec.

Pour me remettre en forme, je commence le yoga. Ce sont des cours gratuits proposés à l'hôpital. Je n'ai jamais été sportive donc en plus de m'accorder un moment calme, le yoga fait travailler tout mon corps doucement. Papa m'emmène chaque lundi, car je n'ai pas repris la conduite. Je serais dangereuse sur la route, je n'ai pas assez de réflexes et je n'ai pas la notion des distances. Je ne conduis plus depuis début avril, soit avant le diagnostic.

Malgré l'épuisement, je veux rester active, écrire, bricoler, bouger… mais je suis freinée dans mes élans, car mon cœur s'emballe et mes jambes tremblent. Ces courtes tentatives d'activités se terminent rapidement allongée sur le canapé à me reposer devant une série. Les traitements m'ont causé des troubles cognitifs depuis quelques mois. Quand je suis fatiguée, je lâche facilement mes couverts et surtout je perds mes mots. Habituée à parler vite et beaucoup, je suis au ralenti. Le micro-ondes devient un frigo, l'évier un lavabo et une montgolfière un hélicoptère à vent. Je joue aux devinettes avec Flavien. Pour lui faciliter la tâche, je reste dans le champ lexical de mon mot.

Il y a quelques mois, La Roche-Posay a contacté les blogueurs de Tours pour proposer une journée découverte. Principalement intéressée par la cure post-cancer, j'ai répondu au mail en expliquant ma situation. Nous avons donc convenu de créer un groupe de « Kfighteuses » pour venir découvrir les soins adaptés à nos besoins. J'ai tout naturellement proposé aux Kopines avec qui je discute sur Instagram : Alice, une Belge à qui l'on a diagnostiqué Hodgkin un mois et demi avant moi. Jennifer, diagnostiquée d'un lymphome b quelques jours avant moi. Alison, diagnostiquée d'un lymphome de Hodgkin le même jour que moi avec le même stade et les mêmes traitements. Laura, qui a également Hodgkin depuis février. Gladys, soignée pour un cancer du sein. Nour à qui je n'ai jamais parlé, mais qui semble pétillante à travers son Instagram où elle raconte son parcours de soins contre un cancer des ovaires. Et comme il reste une place, Jennifer demande si Coralie peut se joindre à nous, car c'est avec elle qu'elle a le plus de points communs concernant son cancer.

Le 8 et 9 novembre, nous voilà donc parties toutes les huit pour 24 heures à la découverte des thermes de La Roche-Posay. Papa m'emmène, c'est à 1 h 30 de Loudun. Sur la route, je n'ai soudainement plus envie d'y aller. J'appréhende de me retrouver avec du monde pendant 24 heures. Finalement, je veux être seule sur mon canapé. Cela ne me ressemble pas. Je suis plutôt du genre à apprécier les nouvelles rencontres, d'autant plus que j'apprends à connaître les filles sur les réseaux sociaux depuis des mois ! Nous arrivons les unes après les autres en fin d'après-midi à l'hôtel où nous sommes gentiment hébergées pour la nuit. Nous nous rassemblons dans l'une des chambres. C'est à la fois déstabilisant et intéressant de rencontrer des femmes qui ont vécu presque les mêmes choses au même moment. Jennifer et Coralie sortent à peine d'une autogreffe de moelle osseuse, elles semblent en forme, je suis impressionnée.

Après une bonne nuit, nous rejoignons Lydie, responsable web, qui nous attend au Pavillon Rose, un lieu consacré aux personnes touchées par le cancer. La cure de La Roche-Posay s'adresse à tous les cancers, mais est spécialisée en cancers du sein. De nombreux curistes sont présents pour des problèmes de peau tels que le psoriasis, les brûlures, l'eczéma de l'enfant... Nous visitons les thermes et après le repas, nous avons droit à un moment de détente dans le spa qui est indépendant aux thermes et donc ouvert à tous. Je suis surprise qu'elles aient toutes le moral. Je suis dans la phase difficile de « l'après » où j'ai constamment envie de pleurer alors que pendant six mois j'ai gardé le sourire et j'étais positive. Je renvoie une image qui n'est pas vraiment la mienne, mais j'ai du mal à cacher mon moral au plus bas. Les filles semblent joyeuses, je culpabilise de réagir comme cela. L'après me déstabilise complètement, je me sens perdue. Je suis renfermée sur moi-même et triste. On ne nous prévient pas que l'après-traitement est difficile à gérer et l'entourage ne comprend pas.

Trois semaines plus tard, je prends le train pour aller au salon Création et Savoir Faire à Paris. Je me suis levée tôt pour retrouver Charlotte, une blogueuse de Tours qui va également à cet événement. J'appréhende à nouveau cette journée. Avant j'aurais été enthousiaste, c'est un super événement auquel j'assiste pour la première fois. Je stresse de ne pas avoir le temps de tout faire, d'être fatiguée, d'avoir mal à mon pied… Heureusement, Charlotte me guide à la sortie du train pour rejoindre facilement le parc des expositions. Je retrouve Nour et Alison, nous sommes ravies de nous revoir et de passer la journée ensemble. Avec Alison, nous faisons découvrir à Nour de nombreux loisirs créatifs, elle a envie de tout essayer. Elles sont joyeuses, énergiques, elles me font rire, c'est agréable de passer la journée avec elles. Au salon, je croise une Instagrameuse rencontrée à Zodio le mois dernier. Elle est créative et drôle… Peut-être un peu trop drôle, elle force la blague. Elle nous indique un stand sympa sur lequel elle va se rendre et nous invite à passer, ce que nous faisons quelques minutes plus tard. Quand nous nous approchons du stand, elle nous présente d'une manière… particulière.

— C'est la *team* des cancéreuses, elles sont contentes d'être en vie !

Je souris, mais je suis complètement sciée par son indélicatesse. Nour et Alison ont les yeux qui vont sortir de leurs orbites, elles s'éloignent immédiatement. Je dis quelques mots, mais c'est le brouillard dans ma tête. Je rejoins rapidement les filles qui sont ahuries par son comportement. Entre nous, nous rigolons facilement de la maladie, mais quand c'est quelqu'un de totalement extérieur, que l'on connaît à peine, cela peut être déplacé et très vexant. Elles sont stupéfaites lorsque je leur raconte qu'elle m'a fait le même style de remarque quelques semaines auparavant à *Zodio*. En me disant que le cancer est une bonne excuse pour ne rien foutre à la maison et laisser mon copain tout faire. Quelques jours après, nous lui expliquons notre façon de penser par message.

Jeudi 22 novembre, je passe un scanner classique avec l'injection préalable d'un produit de contraste et le 27 novembre, bonne nouvelle, plus de trace de la maladie sur mon scanner : réponse complète !

Lorsque j'ai annoncé mon cancer, je me suis rendu compte des petites indélicatesses commises par mes interlocuteurs. J'ai eu toutes sortes de réactions, de la plus neutre à la plus choquée, voire choquante pour moi. Ce n'est pas simple de trouver les mots justes si un proche vous annonce sa maladie. Les mots peuvent manquer lorsque nous sommes confrontés à une annonce qui bouleverse notre enthousiasme face à la vie. Je suis certaine que moi la première, j'ai dû être maladroite avec mon entourage quand un événement important est survenu dans leur vie. Par conséquent, je décide de publier sur mon blog un article « Comment réagir face à la maladie d'un proche ? »

1 - Ne gardez pas le silence.
Vous avez appris la maladie d'une personne dont vous n'avez plus de nouvelles depuis longtemps. Si cette personne a compté à un moment de votre vie, ne restez pas silencieux. Une lettre, un court message peut faire le plus grand bien. C'est normal de ne pas savoir quoi dire, n'hésitez pas à l'exprimer ou à envoyer simplement « Je pense à toi ». Par exemple, mon tonton m'envoie régulièrement un cœur d'une couleur différente. J'ai reçu des messages de personnes dont je n'avais plus de nouvelles depuis 10 ans. Cela m'a réchauffé le cœur.

2 - Évitez de comparer… « Moi je connais quelqu'un qui… »
J'ai remarqué que nous avons tendance à nous rattacher à une situation connue. Soit, car nous ne savons pas quoi dire soit, car nous pensons réconforter la personne. Les premiers jours qui ont suivi l'annonce, j'avais envie d'être écoutée, de parler de ma situation. Je ne réalisais pas encore et je ne pouvais pas prononcer le mot cancer. Je n'avais pas envie d'entendre que la voisine Germaine, 70 ans et trois cancers, vivait très bien entre deux chimios avec tous ses cheveux sur la tête. Chaque maladie est différente ! Chaque malade est différent ! Ce n'est pas comparable en fonction de l'avancée de la maladie, de l'âge, de la philosophie de la personne.

3 - Évitez de dramatiser.
Les gens autour de moi avaient plus peur que moi. C'est dans leurs paroles ou regards que j'ai compris l'importance de ce qu'il me tombait dessus. Les messages de panique me ramenaient à la réalité.

4 - « Tiens-moi au courant ! »
Cette phrase je l'ai reçue des dizaines de fois. Parfois, j'ai envie de parler, parfois non, mais une chose est sûre je ne vais pas envoyer un message ou téléphoner à tout mon entourage pour les informer un à un de l'évolution. Sans pour autant recevoir des messages tous les deux jours, j'ai apprécié que des amis me disent qu'ils prendront de mes nouvelles. Cela change tout ! Surtout quand ils le font vraiment.

5 - N'hésitez pas à interroger.
Vous pouvez demander si la personne souhaite en parler. Poser des questions c'est la seule manière de savoir. « Tu veux bien de la visite ? » « Quand est-ce que je peux passer sans te déranger ? » Voici des questions adaptées. Certains traitements sont lourds et rendent les visites compliquées, voire parfois impossibles, avec la fatigue, la chute des glo-

bules blancs et le risque d'infection. Si vous souhaitez aider, proposez des choses concrètes à l'inverse d'un « N'hésite pas si tu as besoin ». Par exemple des légumes du jardin, un trajet en voiture vers l'hôpital, le prêt d'un livre…

Tout en faisant attention à ses paroles, l'important est de rester soi-même et d'être sincère dans sa réaction.

Les week-ends sont décidément bien chargés, ce week-end c'est le gala d'école d'ingénieurs de Flavien à Tarbes. Beaucoup de route, mais qui passe rapidement avec deux personnes en covoiturage. Le midi, c'est le repas de « famille » de son école, l'ambiance est chaleureuse. Je ne connaissais pas du tout le concept des « familles » en fonction des affinités dans les écoles supérieures. Le soir, lors du repas de sa promotion, je m'autorise mon premier verre d'alcool depuis l'annonce du cancer. Du rosé, même si je préfère le vin blanc. Après le repas, nous nous dirigeons vers le lieu du gala. Nous attendons longtemps, dehors, dans le froid avant de rentrer dans l'immense salle qui va accueillir plus de trois mille personnes. La décoration est magnifique sur le thème de l'odyssée des fonds marins. Mais je dois vite m'asseoir, la musique assourdissante me tourne la tête.

— Pourquoi tu as ça sur la tête ? me demande un quinquagénaire en désignant mon turban.

Ni une ni deux je retire mon turban et laisse apparaître mon crâne chauve.

— Ah d'accord, c'est pas grave ! me dit-il en haussant les épaules.

Quelques minutes après, deux jeunes s'approchent de moi. J'entends mal, un des deux jeunes me montre mon turban. Je vais pour le retirer, il me fait signe que non et s'approche de mon oreille pour m'expliquer.

— Mon pote a trouvé un foulard par terre et il veut se l'attacher sur la tête, est-ce que tu peux l'aider ?

Je trouve la démarche amusante et m'applique à faire mon nouage fétiche. Comme quoi, l'âge ne veut rien dire sur le fait d'être à l'aise ou non avec la maladie. Ils repartent danser, ravis de ce couvre-chef.

Piquée au vif

« Ça n'a rien à voir avec toi, mais bon
1) On va pas souhaiter ce que tu as à tout le monde hein
2) Mon truc est pas mal chiant. Toi tu peux mettre des chaussures au moins. »

Aujourd'hui, 11 décembre, j'ai une mission : faire décrocher LE mot à mon médecin ! Mais elle tarde dans ses explications.

— Donc je suis en rémission ?
— On peut dire ça. Mais il y a une « cicatrice » et l'on ne sait pas ce qu'il se passe dessous.

Oui bon… elle ne l'a pas dit, mais c'est tout comme ! Je suis en rémission ! C'est obligé, les Kopines le sont, pourquoi pas moi ? Je profite de ma venue à l'hôpital pour remercier l'équipe médicale des deux services qui m'a soignée. J'apporte deux bonbonnières de chocolats, bonbons et quelques stylos marrants en forme de seringues.

Pendant mes traitements, en juin, avec l'aide de l'assistante sociale de l'hôpital, j'ai fait une demande de carte de stationnement handicapé et je viens juste de la recevoir. Forcément, j'aurais préféré l'utiliser pendant mes traitements, mais elle me sera utile quand je vais reprendre la conduite. Il faut absolument que je conduise de nouveau, car le 11 février je participe au salon des tendances créatives à Tours. Avec quelques blogueuses de Tours, nous avons un stand pour proposer des ateliers créatifs durant quatre jours.

Kristen, ma copine américaine, célèbre Noël à Paris et vient une journée à Tours. Je fais ainsi la connaissance de son copain, Michael, et elle de Flavien. Kristen, je l'ai rencontrée en 2013 lors de ses études à Tours. En plus d'une ressemblance physique, nous avons de nombreux points communs. Je suis heureuse de la revoir et de leur faire découvrir les galettes bretonnes… à Tours !

Avec Flavien, nous n'avons rien prévu pour le Nouvel An et heureusement, car je n'arrive pas à surmonter ma fatigue due aux repas en famille pour Noël. Noël a été particulier, c'est comme si j'étais déconnectée, je n'avais pas l'impression d'être présente. Impossible de me baisser au pied du sapin pour ouvrir les cadeaux et j'ai dû aller me coucher tôt. Pour le 31, nous avons acheté des plats gourmands chez *Picard*, nous allons passer une belle soirée tranquillement et tant pis si nous nous endormons avant minuit ! Mon cousin m'a souvent dit :

— Tu ne profites pas de ta jeunesse Laura !

Mais après cette épreuve, je suis convaincue que profiter de la vie ce n'est pas faire la fête tous les soirs. Pour moi, profiter de la vie c'est voyager pour découvrir une culture différente ou un nouveau coin de France avec Flavien. Profiter c'est aussi me faire plaisir en allant au restaurant ou en faisant des loisirs créatifs.

En ce début d'année 2019, j'ai 25 ans, 25 cheveux sur la tête et je suis en rémission ! Yeah ! J'ai bien moins de cheveux qu'à ma naissance et comme souvent pour mon anniversaire, je suis malade ! Mon cadeau d'anniversaire est de partir vers une destination inconnue pour le week-end. Flavien a tout organisé, préparé et payé.

— J'adore l'idée ! J'emporte quoi ?

Vite, vite, après sa journée de travail nous fonçons à la gare et je découvre que nous partons à Lille ! Une ville que je veux vraiment visiter depuis un moment. En train, cela se fait plutôt rapidement. C'est beau, nous profitons à fond du week-end, nous mangeons des spécialités locales bien grasses, mais délicieuses. Je suis contente de constater que je suis assez en forme pour voyager à nouveau, je ne m'en pensais pas capable.

Seulement quelques jours après notre retour, je suis bien malade et cela me fait peur. Toutes les bactéries qui traînent dans les trains n'ont pas dû améliorer mon état. J'appelle le SAMU qui me conseille d'aller aux urgences au vu de mes antécédents. Il est déjà 23 h 30 quand j'arrive aux urgences de la clinique à côté de chez moi. Il n'y a personne, tout est calme. On m'installe rapidement dans un *box*, mais j'attends une éternité pour voir un médecin. Mes parents arrivent pour remplacer Flavien qui travaille demain matin. Je rentre chez moi à 5 h 30, ils m'ont seulement réhydratée et fait une prise de sang, mais je suis soulagée, je n'ai rien de grave. Simplement une gastro-entérite.

Pour bien finir ce mois de janvier, nous récupérons les clés de notre nouvelle location. Une petite maison avec un jardin dans la rue à côté de l'appartement ! Avec deux chambres, je vais pouvoir installer mon atelier créatif tant rêvé. Afin d'adopter un chat, les alertes des associations alentours sont déjà toutes activées. Nos parents nous aident pour déménager, proche de l'appartement, l'aménagement est rapide. Je ne suis d'aucune utilité, car trop faible. Cela me rend triste de regarder le logement se vider, je me sentais bien dedans même s'il est mal isolé et qu'il n'est pas possible d'y avoir internet.

Nous pouvons enfin prévoir au-delà du lendemain, donc nous planifions des escapades de quelques jours. La prochaine sera en Normandie ! Et avec tous les ponts de mai, nous aimerions aller dans le Sud vers Rodez pour découvrir le coin et voir Carine, la cousine de Flavien. Je suis à fond dans la décoration de la maison, nous nous sommes mis d'accord pour du bleu canard.

Si j'avance sur tous les points, j'ai l'impression de stagner avec la psychologue de l'hôpital. Alors je consulte celle de l'association IETO37, un réseau de soutien aux malades du cancer en région Centre. Je lui explique ma colère envers les gens en général et ma rancœur envers ceux qui ne donnent plus signe de vie depuis l'annonce de mon cancer. Grâce à mes échanges avec elle, je comprends davantage les différentes réactions. Le cancer effraie, les gens ont peur de la mort et d'être malades et pour se protéger ils n'en parlent pas. Si l'on n'en parle pas, cela n'existe pas ! Il est temps de dé-stigmatiser le cancer !

Piquée au vif

« Moi j'étais pas vraiment de ton entourage mais je pouvais pas gérer d'avoir quelqu'un que je pourrais peut-être perdre alors que j'étais pas sûre de continuer moi-même. »

Je conduis de nouveau seule depuis quelques jours, il était temps, étant donné que je commence les quatre jours marathons au salon des loisirs créatifs. Cela s'annonce génial, j'ai plusieurs ateliers de prévus, mais pas trop tôt, car le matin je peine à me préparer. Une fois sur place, j'ai peur de n'avoir personne à mes ateliers, je m'occupe les mains en faisant une démonstration de modelage avec la porcelaine froide de Cléopâtre.

— Je viens voir ce qu'il fait le jeune homme, me dit une dame qui s'approche du stand avant de rectifier ses paroles.

Je suis tellement vexée ! Les copines blogueuses me réconfortent, mais demain je mets des boucles d'oreilles ! Et une robe ! Non, mais !

J'ai tenu par l'adrénaline, mais après quatre jours de salon, je m'affale sur le canapé et je ne compte plus bouger pendant au moins une semaine. Je suis exténuée, mais ravie de cette expérience. Les ateliers ont plu et j'ai adoré présenter et partager mes différentes passions.

— Lundi 19 février, voici les titres : mort de Karl Lagerfeld à l'hôpital américain de Paris des suites d'une longue maladie...

Je ne laisse pas le temps à la présentatrice de terminer...

— Ah ! Ils m'énervent avec leur « longue maladie » c'est toujours comme ça. On devine, mais on ne dit pas le mot cancer ! C'est pas avec les journalistes que ça va devenir moins tabou !

Le moment est venu de faire ma première coupe de cheveux, ils repoussent blond cendré et très fins, mais sans trous. Je prends rendez-vous chez *Artiste en Herbes*. J'ai rencontré Line à la fin de mes traitements, elle a ouvert cet été et elle fait partie des rares salons de Tours partenaires de l'association *Solid'Hair*. Je l'ai félicitée et nous avons discuté et sympathisé. Il y a quelques mois, elle m'a fait un massage du cuir chevelu qui a stimulé la repousse de mes cheveux et c'était un instant très agréable. Elle est à l'aise avec la maladie, cela facilite la conversation. Moi qui n'apprécie pas vraiment d'aller chez le coiffeur, j'ai vraiment l'impression d'être chez une amie avec qui l'on prend le thé.

Je vais être bien coiffée pour la séance photo que m'a proposée Delphine, une photographe rencontrée sur Instagram. Mais avant j'ai rendez-vous chez l'allergologue, pour résoudre le mystère de mes plaques rouges que j'ai sur le visage et surtout au cou. Elle me pose 152 patchs, oui 152, dans mon dos le lundi et je dois revenir le mercredi et le vendredi pour voir l'évolution. En fin de semaine, elle constate que je suis allergique aux fragrances : parfums, spray, brumisateurs… Principalement des senteurs de fleurs telles que le muguet, le jasmin, le mimosa… Une fois chez moi, je me rends compte que les noms barbares sont présents dans beaucoup de produits de beauté ou d'entretien.

J'assiste à un groupe de parole organisé par l'association IETO37 et animé par deux psychologues. Je suis avec cinq autres femmes, atteintes principalement de cancers du sein. Beaucoup de choses sont mises en place pour ces femmes, la communication sur le sujet est importante puisque deux femmes sur huit sont concernées en France. Les groupes de paroles sont enrichissants, mais les femmes, principalement à la retraite, n'ont pas les mêmes problématiques que moi. « Vais-je retrouver du travail après un cancer ? » « La banque m'accordera-t-elle un prêt immobilier ? »

Pour le contrôle des trois mois de rémission, depuis l'annonce en décembre, je passe un scanner classique avec un produit de contraste. Je connais bien cet examen, je l'ai passé plusieurs fois. Mais cette fois, je reste longtemps dans la machine et alors que j'aurais dû sortir, ils m'injectent une seconde fois le produit de contraste. Je suis en pleurs quand je me redresse de la table d'examen. L'étudiante qui m'a posé la perfusion a disparu. C'est l'infirmier qui s'occupe de moi et il essaie de me parler d'autre chose, mais je reviens à ce pour quoi je suis là.

— Je ne peux rien vous dire, se justifie l'infirmier.

… Cela veut tout dire. Je le sais.

Le verdict ne se fait pas attendre puisque le 6 mars j'ai rendez-vous avec mon médecin, je suis accompagnée de papa, nous sommes la veille de son anniversaire.

Je vais devoir recommencer, y retourner.

Mon scanner de contrôle n'est pas bon, la maladie repart.

Je pensais que tout était derrière moi et à la fois je m'en doutais. Je sentais que tout n'était pas terminé. En plus dimanche j'ai recommencé à tousser. Une toux bien particulière qui tambourine dans mon poumon gauche.

Je suis triste et en colère, j'ai peur. Cette fois, j'en veux au monde entier ! Je jalouse la légèreté apparente des gens que je croise dans la rue.

— Je ne veux pas être dans le pourcentage qui en meurt.

Erreur d'aiguillage

Après trois jours de désarroi, je surmonte la nouvelle. Les mots me manquent pour exprimer ce que je ressens, je reçois plusieurs messages positifs, joliment formulés. Pour un cancer qui, dans la plupart des cas, se soigne en six mois… Cela va prendre plus de temps que prévu.

Les deux précédents week-ends, nous avons fait un repas avec nos familles et ce soir, nous devions accueillir nos amis pour fêter mes 25 ans, la rémission et le déménagement. Nous n'avons pas la force de préparer l'apéro dînatoire prévu. Nous les avons invités à passer dans l'après-midi de manière plus espacée, pour que ce soit plus calme. En attendant, ce matin, nous rejoignons le cousin de Flavien, Grégory et sa copine Manon à un salon du bien-être au sud de Tours. Cela tombe bien que Manon m'ait parlé de ce salon, je suis intriguée par une conférence intitulée « Apprendre à guérir ». Une femme solaire, habillée d'une longue robe jaune nous accueille. Ses mots sont doux et résonnent en moi. Je termine la conférence, les larmes aux yeux. Nous nous apprêtons à partir, mais…

— J'aurais peut-être dû lui demander ce qu'elle fait exactement comme soin et d'où elle est, dis-je à Manon.

Ni une ni deux, Manon m'entraîne sur le stand. J'apprends que Christelle fait des soins énergétiques, en particulier du Reiki et qu'elle habite à seulement cinq minutes de chez moi. J'ai très envie d'essayer alors je prends rendez-vous. Je suis ravie.

Manon et Grégory nous rejoignent à la maison, suivi de quelques amis, cela fait du bien de les voir, même si l'ambiance n'est plus à la fête. J'en profite pour faire passer un message à Anthony qui a été peu présent durant les premiers traitements. C'est un très bon ami que j'ai connu en BTS, il y a six ans. Nous nous sommes confiés beaucoup de choses et en raison de son histoire personnelle, il a beaucoup de mal avec la maladie… mais j'ai besoin de soutien ! Qu'il me montre qu'il est présent !

Malgré cette nouvelle qui nous met à terre, nous n'avons pas annulé notre week-end en Normandie avec Flavien. Découvrir la côte, Deauville, Honfleur, Étretat et Fécamp, cela nous change les idées. Nous rejoignons Noémie à Rouen, où elle étudie. Avant de rentrer en Touraine, nous « brunchons » avec une copine de colonie de vacances, Émilie.

Un week-end très agréable, mais nous sommes déjà lundi et je suis de retour à l'hôpital pour réaliser une nouvelle biopsie. Après avoir attendu trois heures le radiologue, Flavien va chercher un Mc Do que nous mangeons dans le hall de cancérologie avec papa ! Je ne voulais pas du plateau-repas alors j'ai savouré ce moment non conforme aux habitudes d'un tel lieu. L'hôpital est en centre-ville, les infirmières m'ont expliqué que je pouvais me faire livrer ce qui me faisait envie. L'équipe médicale commande régulièrement, mais aussi de nombreux patients, car la nourriture de l'hôpital est vite écœurante. C'est l'endroit le plus atypique où j'ai mangé un Mc Do.

Le mardi 19 mars, ma biopsie est réalisée très tôt. Sans anesthésie générale, la ponction au niveau du poumon s'annonce douloureuse. L'équipe m'installe, je suis inquiète, mais rapidement tranquillisée, car l'hypnothérapeute vient me rejoindre. Jusqu'à la dernière minute, personne n'était capable de me dire si elle serait présente. Heureusement, elle est à mes côtés. Je ferme les yeux et elle me fait partir dans un monde imaginaire pendant que les médecins s'affairent autour de moi. Après plusieurs passages dans le scanner pour repérer la seule masse accessible, ils plantent une aiguille de deux millimètres qui est une sorte de paille. Je sens légèrement, c'est désagréable, mais soutenable. De retour dans ma chambre j'éprouve une douleur dans la poitrine. Certainement les tissus « contrariés » par l'intervention. Les heures s'écoulent et l'équipe médicale m'oblige à rester allongée. Sans plus d'explication, je passe une radio sans bouger de ma chambre. Je ne savais même pas que c'était possible ! Je suis légèrement redressée, j'ai mal au dos. C'est seulement le soir que mon médecin arrive enfin.

— C'est normal que vous ayez mal, c'est un pneumothorax. La membrane autour du poumon s'est décollée, il y a de l'air tout autour. Ne vous levez pas, ça va s'atténuer dans les 24 heures.

Effectivement, dès le lendemain je vais mieux, je peux rentrer chez moi. Dans la boîte aux lettres, mon petit bonheur mensuel m'attend, la box Pause Moderne. Le thème de chaque mois est un adjectif et ce mois-ci, il me correspond totalement, car je vais devoir être : CONFIANTE. À l'intérieur se trouvent une carte « Confiante, heureuse, sexy », des gourmandises, un livret sur la confiance en soi et surtout un kit de broderie. J'ai découvert la broderie en Irlande où ma famille d'accueil m'a initiée. Depuis je n'avais pas pris le temps de m'équiper alors je me lance immédiatement.

Le week-end s'annonce beau, Flavien m'a offert des roses et un bon petit-déjeuner pour inaugurer notre nouveau salon de jardin. L'après-midi, je le regarde planter nos premières cultures. Cela me plairait de m'occuper de notre petit jardin, mais il faut que j'évite de toucher la terre et je suis faible, j'ai du mal à rester accroupie. Je suis quand même moins épuisée qu'il y a quelques semaines. Un « regain de vie », c'est comme cela que la psychologue qualifie cette soudaine énergie que j'avais perdue.

Mardi 26 mars, j'ai rendez-vous avec ma docteure. Les prélèvements confirment que c'est toujours la maladie de Hodgkin. C'est déjà ça ! Cela arrive qu'il y ait des cellules d'un autre type de lymphome. Je vais avoir trois ou quatre chimiothérapies puis une autogreffe avec un passage en chambre stérile d'au moins trois semaines. La chimio s'appelle R-DHAP. Encore un tas de médicaments aux noms imprononçables qui ont tous pour but de taper fort dans mes cellules sans exception. Je m'attendais à ce traitement ou au protocole ICE, car j'ai parlé aux filles qui ont eu une rechute sur Instagram. J'ai également échangé avec Coralie, Jennifer et Fanny qui ont eu une autogreffe pour un lymphome B. Elles ont toutes eu des paroles rassurantes.

Perfusion de douceur

« S'il y a bien quelque chose que j'ai pu retenir de la maladie et qui est devenu mon mantra : on subit le négatif et on se crée le positif ! [...] On a compris que si on ne se bougeait pas pour vivre des trucs cool ça n'arrivait pas tout seul ! »

Je ne suis pas vraiment en rechute, car les cellules cancéreuses sont réapparues moins de six mois après la fin des traitements. Je suis réfractaire à la première ligne de traitement. Je sais ce qu'il m'attend, d'un côté, c'est bien, je suis préparée, mais de l'autre cela me fait flipper, car les traitements vont être différents. Certainement plus violents pour mon corps affaibli. Cette fois, je m'équipe, j'ai commandé un pilulier multicolore, indispensable pour s'y retrouver avec tous les médicaments.

Je commence le nouveau protocole le 9 avril, avant nous assistons au concert d'Hoshi. C'est un des cadeaux de Noël de maman et papa. Il tombe au bon moment ce concert, juste avant la reprise des chimios. Les mélodies d'Hoshi m'ont beaucoup aidée lors des premiers traitements, le concert va me *booster*.

Grâce à ma mutuelle, j'ai fait appel à une femme de ménage pour soulager maman. J'appréhende beaucoup et cela m'empêche de dormir. Ce n'est pas évident de laisser sa maison à une inconnue, même si je suis présente. Ce ne sera jamais fait comme moi ou maman. Je crains qu'elle n'adhère pas aux produits naturels que j'utilise pour le ménage. J'ai peur qu'elle mette un parfum trop fort sur elle et que je me retrouve avec un mal de tête pour le reste de la journée. J'appréhende de devoir lui tenir une conversation et d'être exténuée. Mais… cela se passe bien ! Elle est habituée à utiliser du vinaigre blanc et elle me donne même des conseils. Elle est discrète et ma maison est impeccable en seulement deux heures. Demain après-midi, maman va venir et nous allons pouvoir aller faire quelques boutiques, prendre le temps de bavarder sans qu'elle se dépêche à faire le ménage. J'ai le droit à cette aide quatre fois, car ma mutuelle ne considère pas ma rechute comme « assez grave ». Je devrais être hospitalisée minimum quinze jours consécutifs pour prolonger l'aide ménagère !

Je vois Christelle pour une séance de Reiki. Je lui explique que je redoute le retour à l'hôpital, les plateaux-repas, les odeurs, les couleurs déprimantes des locaux… Elle me conseille d'apporter une nappe colorée à mettre sur la table de la chambre. Cela pourra peut-être m'aider à manger. Elle me recommande également de considérer la nourriture de l'hôpital comme quelque chose qui va me nourrir, me donner de la force et non dans le but de me faire plaisir. Après des massages, la séance se termine par un bilan de mes ressentis et je tire, au hasard, une carte oracle qui me donne un message positif en lien avec mes tracas du moment.

J'ai rendez-vous à 15 heures en hématologie. Je stresse et j'ai envie de pleurer. Quand c'est passé, on oublie, on profite et quand on doit y retourner c'est en vomissant tout ce que l'on n'a pas dans le ventre tellement c'est difficile. Pour se changer les idées, maman m'invite au restaurant. À côté, le bar à jus est ouvert donc je prends une boisson pour l'hôpital. Installée dans ma chambre, je déplie ma nappe à pois multicolore, je pose mon magazine coloré ainsi que mon *smoothie* framboise-banane. Je suis contente de moi, c'est coloré, cela me met en joie. Aussitôt arrivées, un interne me précise que ce sera la chimio DHAP et non R-DHAP et que je vais rester trois jours à l'hôpital alors que je pensais rester deux jours. Le premier produit est sur 24 heures et je vais avoir quatre jours de cortisone. Cela va être sympa pour Flavien à la maison, la cortisone m'énerve et me rend désagréable. Il est 18 heures, j'attends encore le premier produit, l'attente est longue, j'ai mal à la tête, je me torture l'esprit. Et si DHAP était aussi difficile à supporter que BEACOPP ? En plus, j'avais oublié de mettre le patch *EMLA* anesthésiant sur mon PAC. On perd vite l'habitude. C'est surtout que je suis très tête en l'air. À 18 h 30, l'infirmière vient dans ma chambre.

— Avant de commencer la chimio, nous devons tester vos reins. Pendant six heures, nous allons passer des poches d'eau.

Je panique, je ne me vois pas seule en plein milieu de la nuit si je réagis mal au produit. Le souvenir des premières nuits difficiles avec BEACOPP m'obsède. Heureusement, maman a prévu ses affaires pour dormir à l'hôpital cette nuit, même si elle travaille demain. En attendant minuit, mes allers-retours aux toilettes sont incalculables. L'infirmière de nuit pose la première poche et reste avec nous vingt minutes pour s'assurer qu'aucun problème ne survient. Je me rendors jusqu'à 4 heures, heure du contrôle des constantes. La nuit se passe bien, je suis assommée, mais je ne souffre pas.

Ce midi, il est trop tard pour que je choisisse mon repas, mais l'aide-soignante me propose un genre de couscous et des frites. Cela fait toujours plaisir des frites ! Après une longue sieste d'une heure, papa et maman arrivent. Mais je suis fatiguée, je n'ai pas trop envie de parler. J'aurais dû leur dire de ne pas venir, car ils sont quand même à une heure de route de l'hôpital ! À 16 heures, je vois la psychologue de l'hôpital.

La chimio de la deuxième nuit a été fatigante. Il a fallu arrêter la première à minuit, mettre la cortisone puis lancer la deuxième poche à 1 heure, sans compter le contrôle de 4 heures et la fin de la chimio à 4 h 30… ou l'inverse. Avant que papa ne me ramène chez moi, l'infirmière fait venir quelqu'un pour une séance de réflexologie plantaire, car elle me trouve fatiguée.

Je rentre nauséeuse, avec des acouphènes, un gros mal-être général dans mon corps et le sommeil agité. Je suis totalement déconnectée, je ne comprends pas vraiment ce qu'il se déroule autour de moi. Je passe mon temps sous ma couette ou j'agis en robot pour les besoins vitaux. Je lutte avec mon corps… Je suis très mal.

Une semaine après mon hospitalisation, maman me dépose chez Christelle pour un soin énergétique. Après avoir parlé, elle m'invite à m'allonger sur la table de massage. Tout en faisant des cercles sur mon ventre, elle me fait inspirer et expirer profondément. C'est vrai que je ne prends pas le temps de respirer… Je suis comme en apnée. Puis elle commence à masser mon cuir chevelu, je m'excuse de la texture de mes cheveux que les nouvelles chimios rendent « élastiques ». Christelle me demande de visualiser un chemin, mon chemin, sur lequel se trouve une montagne de pierres plus ou moins lourdes. Ces obstacles c'est à moi de les pousser ou de les escalader. Elle ajoute que mes parents ont leurs propres chemins, ils peuvent m'encourager, mais ils ne pourront pas enlever les cailloux à ma place. Mes larmes coulent, mais je ne sais pas si c'est de peine ou parce que l'image est belle. Ensuite, elle masse mon visage avec de l'huile d'olive, cela sent tellement bon. Puis les pieds… Ça, j'aime moins, je grimace, mais je sens vraiment que cela débloque quelque chose au niveau de mon dos. Avec comme seul bruit la musique relaxante, Christelle se lave les mains pour passer au massage de mon dos, toujours avec de l'huile d'olive. Alors là… C'est le top. Je me détends totalement, mon corps devient léger. Après plusieurs minutes, qui auraient pu durer des heures, elle me dépose une serviette humide et chaude sur le dos. À la fin de la séance de deux heures, elle me fait piocher une carte oracle d'un joli paquet violet. Je lis « La vie est belle » c'est une phrase que maman m'a longtemps dite dès que j'étais pessimiste. C'est marrant, car nous avons justement évoqué les parents. En rentrant, j'ai soif et je demande à maman de me préparer à manger. Elle me fait remarquer que je suis allée chez Christelle repliée sur moi-même, mais que je suis sortie les épaules en arrière et droite. Je n'en reviens pas à quel point Christelle m'a été d'une aide précieuse. C'est une libération.

Je n'ai rien pu faire ces quinze derniers jours, mais ce matin j'ai envie de me maquiller ! Je ne l'ai pas fait depuis un an ! Avec mes plaques sur le visage puis l'épuisement, je n'en voyais pas l'intérêt.

L'infirmière à domicile me fait ma prise de sang de la semaine et encore une fois j'ai mal. Mes veines sont fines et je crois que mon infirmière n'aime pas trop prélever le sang. Je signale à l'hôpital que c'est douloureux à chaque prise de sang et ils me conseillent de changer d'infirmière à domicile. Avant le prélèvement de cellules souches, mes prises de sang devront se faire sur les mains pour que mes veines au pli des coudes soient préservées.

J'aide maman à cuisiner et elle m'accompagne au magasin de fruits et légumes, mais c'est moi qui conduis ! Il y a foule dans le magasin, je recherche les carottes, mais tout ressemble à une carotte… ou rien. À quoi ressemble une carotte ? C'est flou, je ne vois plus rien. Ouf ! Maman arrive et reprend le contrôle de la liste de course. La maladie ne manque pas de me rappeler que je dois me reposer.

Piquée au vif

« Ne perds pas espoir, il faut y croire. »

Je suis en forme et je n'ai mal nulle part donc cela m'ennuie vraiment de devoir retourner en chimio demain. J'ai demandé à y aller dès le lundi pour ressortir vite. Mais alors que l'après-midi se termine, le professeur m'appelle pour m'expliquer qu'ils ont eu beaucoup d'urgences au service hémato durant le week-end et qu'ils ne pourront pas m'accueillir le lendemain. Ils me recontactent demain matin pour une entrée mardi ou mercredi. Je suis déboussolée dès qu'on change mes plans au dernier moment. J'ai pris rendez-vous pour le Reiki avec Christelle vendredi et je veux être en forme le plus tôt possible pour aller à la foire exposition de Tours qui est sur le thème de l'Irlande.

L'Irlande est un pays important pour moi, un pays de cœur. Depuis mon premier séjour, à l'âge de 17 ans, mon rêve était d'y séjourner quelques mois. En 2016, j'ai réalisé ce souhait en travaillant à Cork pendant six mois et j'étais logée dans une super et grande famille, c'était génial. Je suis toujours en contact avec eux. Ma maladie les a touchés et ils prennent régulièrement de mes nouvelles. D'ailleurs quand j'ai annoncé mon cancer à Sheila, ma mère d'accueil, elle s'est inquiétée des frais d'hospitalisation et de mon confort à l'hôpital. Elle a été surprise d'apprendre que je ne payais rien et que j'étais en chambre individuelle dans un hôpital public en bon état. J'ai hâte de les revoir dès que j'irai mieux. De plus, avec nos parents, nous prévoyons de partir fin août en Écosse afin de marquer la fin des traitements.

Lundi matin, 11 heures, rebondissement. L'hôpital m'appelle, l'air de rien, pour me dire que ma venue est maintenue aujourd'hui à 15 heures. Je tremble et j'ai la nausée. J'appelle vite papa pour le prévenir, c'est lui qui m'emmène et Loudun est à une heure de Tours.

J'installe mes affaires dans ma chambre, je n'oublie pas ma nappe pour donner un peu de couleur. Une aide-soignante que je vois pour la première fois arrive dans ma chambre pour l'inventaire.

— Est-ce qu'on peut définir mes repas pour les trois jours ?
— C'est l'inventaire ou les plats, j'ai pas l'temps de faire les deux.
— Les plats ! J'ai du mal à manger à l'hôpital alors c'est le plus important.
— Faudra pas se plaindre ensuite pour l'inventaire.

Je ne quitte pas ma chambre, la nourriture c'est essentiel. Je souhaite un maximum de plats réconfortants.

— Eh bah ! Ce n'est pas très équilibré tout ça ! De la purée et des pâtes, me dit-elle d'un ton sec.

Je rigole et ajoute qu'en plus, en ce moment je suis constipée.

— Si vous êtes constipée ne prenez pas de banane ! répond-elle exaspérée.

Avec le stress, je n'ai pas réussi à manger de la journée. Ce soir, ce sont des pâtes à la carbonara au menu de l'hôpital. Je demande timidement, à la même aide-soignante, si je peux avoir une seconde barquette.

— Ah, mais fallait le dire si c'était double portion à chaque fois ! Faut que j'le note, moi !

Cette aide-soignante est l'exception, car dans ce service l'équipe médicale est aux petits soins. La soirée s'achève avec le petit bonheur d'avoir eu du rab de carbo'.

Le 30 avril 2019, deuxième jour à l'hôpital, aujourd'hui cela fait un an qu'on m'a annoncé mon cancer donc aujourd'hui c'est l'anniversaire de Flavien. J'ai remarqué que chaque année, entre mars et mai, il y a une vague de diagnostics de lymphomes. Certainement, ce petit rhume d'hiver qui commence à nous inquiéter avec l'arrivée du printemps.

Piquée au vif

« Hello ! Comment tu te sens ? Du coup ton cancer récidive et tu as un nouvel essai de chimio ? Et ton copain est toujours à tes côtés ? »

Une journée à l'hôpital c'est chargé, voici 24 heures avec moi :

07 h 45 — Petit-déjeuner
08 h 20 — Prise des constantes par une aide-soignante
08 h 45 — Deux passages dans ma chambre, mais je suis sous la douche
08 h 55 — L'aide-soignante récupère le petit-déjeuner
09 h 00 — L'infirmière me donne mes médicaments

09 h 10 — L'infirmière ajoute un pansement pour que mon PAC reste bien hermétique
10 h 20 — 30 minutes avec l'hypnothérapeute
11 h 00 — Sieste
11 h 15 — Ménage de la chambre par deux aides-soignantes
12 h 00 — Repas
12 h 30 — L'infirmière d'annonce vient m'expliquer l'autogreffe
13 h 10 — Retrait du plateau
13 h 20 — « Un café ? Un thé ? »
13 h 21 — Art-thérapeute
13 h 40 — Visite de l'externe
13 h 50 — « Vous partez à l'EFS dans 10 minutes pour faire vérifier vos veines », me prévient l'infirmière
14 h 45 — Retour en chambre
15 h 30 — Le retour de l'infirmière d'annonce
16 h 10 — Contrôle du bon fonctionnement du cœur par électrodes
16 h 30 — Prise des constantes par une aide-soignante
16 h 40 — 40 minutes avec la psychologue de l'hôpital
18 h 00 — JOYEUX ANNIVERSAIRE, FLAVIEN ! Mais je somnole

Et la nuit alors ?

20 h 40 — Passage des infirmières et je m'endors
22 h 50 — Alarme de fin de chimio
23 h 00 — Prise des constantes
23 h 50 — Rinçage des produits
23 h 15 — Poche de cortisone
23 h 20 — Retour de sang pour vérifier le PAC
23 h 25 — Lancement de la chimio
23 h 30 — Xanax pour me calmer
23 h 50 — J'ai froid, les joues en feu, dû à la cortisone et l'odeur du plastique des poches me donne la nausée
02 h 20 — Fin de chimio
03 h 25 — 10 minutes de rinçage

04 h 20 — Changement de la perfusion d'hydratation et prise des constantes
08 h 15 — Réveillée par Pauline, mon infirmière préférée, et une nouvelle journée, à l'hôpital, commence.

Je rentre chez moi après trois jours à l'hôpital, les effets sont terribles, j'ai l'impression d'être dans une bulle avec les acouphènes. Je vomis beaucoup et le reste du temps j'ai des nausées. Certains jours, je perds l'appétit et surtout le goût, je bois difficilement. Je suis vannée et mes réveils nocturnes ne m'aident pas. J'ai des frissons, je tachycarde, j'ai mal partout, je suis faible, je saigne du nez et j'ai des fuites urinaires. C'est à la limite du supportable et si j'habitais à côté d'un pont je pense que j'aurais sauté. Rien ne va et qu'on ne me dise pas que garder le moral joue à 50 %, c'est le meilleur moyen de me faire culpabiliser d'être triste, énervée, à bout !

Maman vient s'occuper de moi dès qu'elle le peut. Ce midi, elle me prépare de belles tartines de jambon et fromage d'Abondance. Cela sent bon j'ai envie de toutes les dévorer. J'avale ma première bouchée et directement je me sens mal. Je vois trouble et noir, mais je fonce à l'étage, dans mon lit en criant :

— AAAH je pars ! AAAH je pars !

Maman me suit en courant. Je ne sais pas comment j'ai pu rejoindre mon lit. Je ressens de nouveau ce terrible malêtre. Maman tente de me calmer en me massant le dos. Mon corps s'apaise. Nous analysons toutes les fois où j'ai eu cette sensation et le point commun est… le fromage ! Ça alors.

— Mais j'adore le fromage ! La pizza quatre fromages, les tartines de chèvre chaud…

Néanmoins, je suis prête à tout pour ne plus me sentir de nouveau mal comme cela. Je vais donc devoir manger uniquement des fromages pasteurisés.

Le temps est long. Allongée, j'observe le chemin d'une araignée au plafond. Je ne suis pas capable d'aller la déloger si haut. Elle est plus active que moi. Elle fait sa vie à son rythme. Celle-ci est plutôt belle en plus. Aussi petite qu'une tête d'épingle, des petites pattes bien proportionnées. Je prends le temps de me demander qui a raison entre ceux qui disent que la maison est saine s'il y a des araignées et ceux qui disent que c'est mal isolé. Nous avons forcément envie de rentrer dans une maison où nous nous sentons bien, non ?

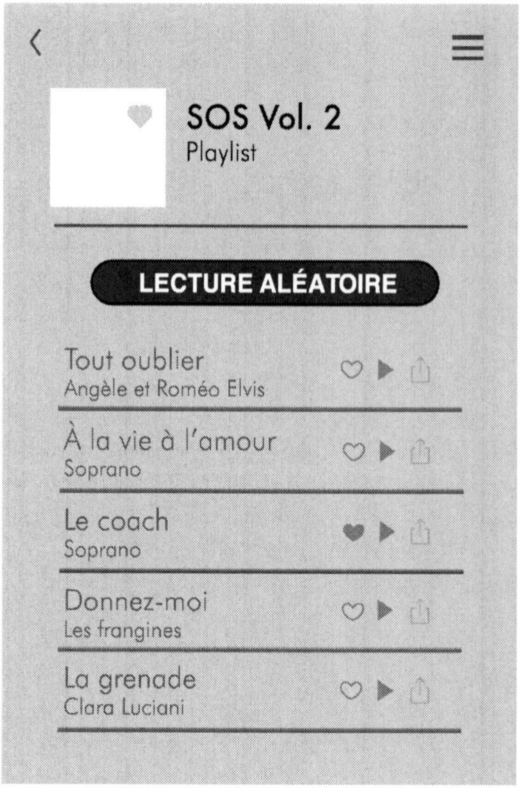
SOS Vol. 2
Playlist
LECTURE ALÉATOIRE
Tout oublier
Angèle et Roméo Elvis
À la vie à l'amour
Soprano
Le coach
Soprano
Donnez-moi
Les frangines
La grenade
Clara Luciani

Quinze jours après mes traitements, je commence à sortir la tête de l'eau, je retrouve de la force. Je ressens quelques douleurs osseuses qui apparaissent à cause des piqûres de Zarzio, mais c'est signe que mes globules blancs remontent. Cependant, ma prise de sang est catastrophique. Les plaquettes qui ne devraient pas être en dessous de 20 000/mm^3 sont à 5 000/mm^3 ! Le taux de globules rouges est à 8,6 g/100 dL et les globules blancs à 20/mm^3 pour un minimum de 4 000/mm^3. Le lendemain, je vais en hôpital de jour pour une transfusion de plaquettes et c'est papa qui m'emmène.

— J'ai mon prélèvement de cellules souches lundi en prévision de mon autogreffe, ça va le faire avec le peu de globules rouges que j'ai ? je demande à l'interne.
— Avant un prélèvement de cellules souches on ne fait pas de transfusion de globules rouges, vous vous rendez compte ça ne serait pas votre sang, m'affirme-t-elle.

Ah oui effectivement, c'est logique. Je lui fais confiance.

Deux jours avant le prélèvement de cellules souches, mes globules blancs sont à 2 000/mm^3, cela monte vite, mais il en faut impérativement 20 000/mm^3 lundi matin pour le prélèvement. J'y crois !

Plus motivée qu'en forme, nous allons à la foire exposition de Tours. Mon cœur bat toujours rapidement et je dois régulièrement m'asseoir sur mon siège pliant que nous baladons désormais partout. Mais je n'ai aucune douleur. Nous avons déambulé presque deux heures pour voir l'exposition, écouter de la musique irlandaise en live et manger une fouée. Nous rentrons à la maison, il fait beau, nous profitons de notre petit jardin. Je fais une sieste puis j'ai faim de viande rouge alors nous allons au restaurant pour bien finir cette journée tous les deux.

J'arrive à 9 heures pour le prélèvement à l'EFS (Établissement Français du Sang) accompagnée de papa. L'infirmière me fait une prise de sang pour connaître mon taux de globules blancs et de globules rouges. Les infirmières ont un doute quant à mon taux de globules rouges qui était déjà bas.

— Bien sûr qu'une transfusion avant est possible si c'est nécessaire. Là, vous êtes toute faible. Les globules rouges ne sont pas prélevés, ils servent de « tapis » pour un prélèvement optimal. Plus il sont élevés, plus le tapis est épais.

J'essaie de rester calme, mais je suis en colère après cette interne qui a fait semblant de savoir de quoi elle parlait !

« Ce qu'on sait, savoir qu'on le sait ;
ce qu'on ne sait pas, savoir qu'on ne le sait pas : c'est
savoir véritablement. »
Confucius

Ce n'est pas une honte de ne pas savoir, on ne peut pas tout savoir. Mais quand on ne maîtrise pas, on se tait ! On va se renseigner, mais on ne fait pas semblant de tout connaître, car MADAME va devenir médecin. Ce n'est pas la première qui me fait ce coup-là ! Cela me met en colère à chaque fois.

Nous allons quand même tenter le prélèvement. Vers 11 heures, un cathéter est installé au pli du coude droit. Mon sang est filtré dans une centrifugeuse qui retient les cellules souches présentes en quantité plus importante qu'habituellement dans le sang grâce aux piqûres pour stimuler la production. Puis mon sang retourne d'où il vient, par l'autre bras. Je ne perds donc rien. Dès que je lève trop le bras, la machine se met à sonner et à vibrer pour signaler que le débit n'est pas constant. Je ne peux pas trop utiliser mon téléphone, heureusement je discute avec papa et j'ai regardé un film. Dans ma main droite, je presse une balle en forme de goutte de sang. J'en profite pour passer le message sur Instagram de l'importance de donner son sang.

Après presque cinq heures de prélèvement, allongée sans pouvoir bouger, l'équipe de l'EFS m'envoie dans le service hémato pour que je reçoive des poches de sang. Elles doutent que la « récolte » des cellules souches ait été fructueuse et me programme un nouveau prélèvement le lendemain matin. L'attente est longue, je vais dormir à l'hôpital puisque ma première poche arrivera vers 23 heures. Je vais avoir trois poches, une grande première pour moi d'en avoir autant en une seule fois. Lors d'une transfusion, les contrôles sont fréquents pour s'assurer que tout se passe bien donc je ne dors pas beaucoup. Mais la nuit est sympa, avec l'interne il y a deux étudiants à qui il explique toute la procédure. C'est super intéressant et je participe autant qu'eux ! Même si je suis épuisée, j'essaie de faire de cette nuit peu reposante un bon moment. La troisième et dernière poche de sang arrive à 7 heures et je retourne à l'EFS à 9 heures. Même si le bâtiment est à côté, il est détaché de l'hôpital, nous faisons par conséquent les 500 mètres… en ambulance ! C'est la même équipe d'infirmières aujourd'hui, cela me rassure. Elles m'informent qu'hier il y a eu 3,59/4 de prélevés, elles ne s'attendaient pas à un si bon résultat. Elles vont donc me rebrancher moins longtemps aujourd'hui, mais trois heures quand même ! Le recueil est effectué, les cellules souches vont être envoyées et congelées à Angers le temps que je reçoive mes dernières chimios qui vont détruire la totalité de mes cellules sanguines.

Il ne reste qu'une semaine avant de retourner à l'hôpital, et une nouvelle fois je n'ai pas envie, car je suis en forme ! J'ai lu que les myrtilles sont bonnes contre les cellules tumorales, dans la foulée Flavien plante un pied dans notre jardin. J'en profite aussi pour faire les magasins avec maman. Je ne supporte plus mes soutiens-gorges, ils me compriment. J'espère que ce ne sont pas les masses qui grossissent.

Piquée au vif

« Elle aime les mecs maigres
et pâles, le style cancéreux, quoi ! »

Lundi 20 mai, jour de chimio en hospitalisation de semaine et non en hématologie. La docteure du service vient me voir. Je la croise souvent, elle est douce et souriante. Elle prend vraiment en considération mes acouphènes et trouve surprenant que ce ne soit pas noté dans le dossier alors que je l'ai bien signalé la dernière fois… à l'interne ! C'est un effet assez courant à prendre au sérieux, car les acouphènes peuvent être irréversibles… donc on change de produit. Je passe d'un produit de 24 heures avec un contrôle de six heures avant pour mes reins à un produit d'une heure ! C'est complètement fou ! Ce sont des produits « cousins » qui ont les mêmes actions. Mais pourquoi n'ai-je pas eu ce traitement dès le départ ? Plus cher ? Moins testé ? Nous sommes déboussolés avec papa. C'est un changement qui semble drastique. Va-t-il bien agir ? Si cela peut limiter tous les autres effets, cela serait génial. Les deux cycles précédents étaient tellement difficiles et douloureux.

Je reconnais l'infirmière qui me pose la perfusion, elle se prénomme Amandine, je l'ai rencontrée l'année dernière dans ce même service. Elle m'explique qu'elle est là en renfort, mais également pour me rencontrer, car elle a changé de poste, elle est désormais infirmière pour accompagner les 16-25 ans. C'est nouveau, c'est top ! Je suis enthousiaste, c'est une super nouvelle. Amandine va revenir demain et prendre le temps de me préciser son rôle.

Régulièrement, lors de mes hospitalisations, une socio-esthéticienne vient me proposer un soin. Je choisis toujours les mains, car protéger ses ongles est important, mais je n'ai pas toujours la force de m'appliquer une base puis deux couches de vernis. C'est un moment agréable, elle me masse longuement les mains avec de la crème hydratante avant d'appliquer le vernis. Cela me motive à aller en traitement.

La première poche est posée à 17 heures puis le produit de trois heures à 18 heures. Pour l'instant je n'ai pas d'effets secondaires, j'attends 23 h 30 que quelqu'un vienne m'enlever la pompe à chimio. Je me lève constamment pour uriner. Il est 3 heures du matin, je ne dors pas, je suis énervée, donc j'écris au sujet de mon rapport à la nourriture. Rien de fou, mais ce sera peut-être un futur article pour mon blog. Depuis 2007, j'écris sur internet. J'y parle principalement de loisirs créatifs, quelques récits de voyage pour m'en souvenir et récemment des articles sur la maladie, mais je ne veux surtout pas que ce soit la thématique dominante. Au départ, j'écrivais peu et j'ai progressé avec les années, surtout grâce à mon stage de fin d'études où je rédigeais des articles pour un magazine sur le web au sujet de la Touraine. C'est devenu une passion !

La journée défile, tout comme les gens dans ma chambre. Pas le temps de somnoler ; pose de la chimio à 8 h 15, visite de l'infirmière des jeunes, la diététicienne, l'art-thérapeute, ma docteure référente, le médecin du service… Puisque je reste une seule nuit à l'hôpital, à 15 heures je peux déjà fuir ! J'ai l'impression d'être moins mal quc la dernière fois, j'espère vraiment que les effets ne seront pas aussi terribles. Je verrai demain. Cette chimio-là va-t-elle rimer avec insomnies ? J'ai eu tellement de cortisone. Je marche sur des œufs avec cette situation, m'attendant à tout moment à ressentir un gros mal être.

Au bout d'une semaine, je réussis déjà à faire plusieurs choses, cette chimio est beaucoup plus vivable ! Je n'ai pas eu d'envie suicidaire. Bien sûr, je suis épuisée et j'ai des nausées, mais moins et l'appétit est de retour. Les acouphènes ont diminué, je parviens à regarder la télévision même si les bruits de l'aspirateur et des sacs en plastique me sont toujours insupportables.

C'est le dernier week-end prolongé de mai, nous allons chez nos parents. Flavien part se faire une journée pêche en kayak sur la Vienne et moi je profite de mes grands-parents qui viennent manger à Loudun. Mais ma prise de sang réalisée ce matin est mauvaise et l'appel de l'hôpital ne se fait pas attendre pour me programmer dès demain une transfusion de sang et de plaquettes. Maman m'emmène à l'hôpital, Flavien reste à Loudun pour fêter les 30 ans de son frère. Je suis vexée de rater la soirée et de ne pas pouvoir voir le ventre rond de Blandine enceinte de leur deuxième enfant attendu pour août. Seule note positive de la journée, je vais pouvoir me reposer et être « en forme » pour le TEP Scan de lundi.

— Votre TEP Scan n'est pas aussi bon que ce que nous attendions. Il reste des masses, m'annonce mon docteur au lendemain de mon examen.

Mon corps ne veut plus de moi !

Ce n'est pas possible !

J'ai été torturée par les chimios pour rien ?!

L'autogreffe est donc repoussée et en attendant je vais avoir des chimiothérapies différentes. Je m'étais faite à l'idée d'entrer en juin en autogreffe. Encore un changement de plan.

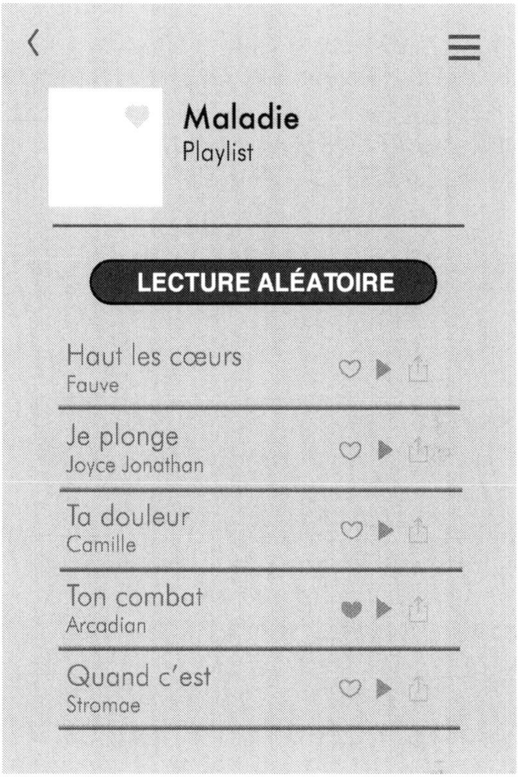

J'ai peur de mourir. C'est un sujet délicat à aborder avec mes proches. C'est simple, ils refusent d'en parler. Je ne veux pas que ma vie soit raccourcie à cause du cancer. Je suis trop curieuse de voir comment ma vie et celle des autres vont évoluer. Je suis curieuse d'aller à la découverte d'un maximum de pays. J'ai de nouvelles choses à apprendre. Cela ferait beaucoup trop de peine à mes parents. Pour plaisanter, je leur répète qu'ils auraient dû faire au moins un autre enfant, il n'aurait peut-être pas été raté celui-là. Et Flavien s'est tellement investi… il aura perdu beaucoup de temps à mes côtés. Et je veux continuer de vivre plein de beaux moments avec lui. La phrase que papy prononce chaque Noël tourne dans ma tête. « Je ne serai peut-être plus là, l'année prochaine ». Et si c'était moi ? Qui viendrait à mon enterrement ? Pas grand monde ! Pour qu'il y ait un minimum de personnes, il faut absolument que ce soit un samedi… Ou un jour férié ! Cela se fait les enterrements un jour férié ? Je n'ai jamais eu peur de mourir. Du moins pas avant d'avoir réalisé mon rêve, aller vivre en Irlande. Je me revois dans l'avion du retour, après sept mois dans ce pays, penser :

— Et si je mourais dans le *crash* de cet avion ?

À partir de ce moment, je n'ai pas seulement eu peur de LA mort, mais aussi de MA mort. Dans mon téléphone, je commence une note de consignes si je meurs. Mes mots de passe, la chanson que je souhaite à mon enterrement… Je ne veux pas d'un cercueil, j'ai découvert des urnes où le corps sert d'engrais à un arbre. Puisque je ne peux pas donner mes organes, autant que je serve à nourrir un arbre. Si je suis un arbre fruitier, un abricotier, mon fruit semblera petit et doux, mais en réalité ils seront acides pour dire « Ne m'embête pas ! » Cela correspond bien à mon tempérament. Je confie mes angoisses à la psychologue de l'hôpital avant que mon médecin m'explique les soins qui vont être mis en place.

— N'ayez pas peur de souffrir, il existe des chimios palliatives.

De plus, elle me propose un document pour y inscrire mes dernières volontés, des directives anticipées. J'apprends que je peux facilement le trouver sur internet. Je voulais simplement être rassurée, entendre que tout n'est pas perdu. Mais à l'écouter, il faut croire que si. Je suis ressortie anéantie. C'est comme si elle avait validé toutes mes inquiétudes.

Une horloge sans aiguille

Le temps est suspendu. Tout doit être au jour le jour. Impossible de prévoir quoi que ce soit à plus de quinze jours. D'ailleurs, mon hématologue m'a interdit de planifier, afin que je ne sois pas déçue d'annuler. Il est préférable d'organiser au dernier moment et avec l'assurance annulation. C'est frustrant, j'ai besoin d'échéances pour avancer. J'aime avoir des objectifs, des projets qui me motivent chaque jour et rendent mes journées trop courtes. Sans tout cela, la vie me semble fade. Moi qui étais toujours dans la préparation de futurs voyages et l'organisation, tout doit avoir un plan B et souvent le plan B c'est l'annulation. Vivement que la maladie disparaisse cela devient beaucoup trop long. Je vois les copains partir en vacances, monter leur entreprise, acheter une maison, attendre un enfant… Tout cela m'est impossible, je me sens coincée sur place. C'est la vie au conditionnel, par exemple, si je vais bien nous irons à La Rochelle.

Je suis plus en forme, j'en profite pour faire des loisirs créatifs, cela me fait du bien au moral. Une carte d'anniversaire pour mamie, de la linogravure et une plume en macramé. J'ai également accepté une interview vidéo pour un magazine local, nous allons parler de mon blog et des réseaux sociaux. C'est la première fois que je fais une interview filmée, j'ai peur de paraître bête, mais je suis surprise d'être rapidement à l'aise grâce à l'équipe.

Flavien accepte de m'accompagner chez la psychologue que j'ai rencontrée lors du groupe de parole à IETO37. Elle reçoit beaucoup de familles et de couples dans son cabinet. Cela va lui faire du bien de pouvoir parler à quelqu'un d'extérieur. Je culpabilise de lui faire subir la maladie et je suis fière qu'il ait les épaules pour tout supporter et qu'il n'ait pas fui.

Retour de traitement

Mieux vivre les effets secondaires

- ☐ Acheter des glaces à l'eau
- ☐ Faire mon dentifrice
- ☐ Huile de coco pour enlever la colle du pansement

Jeudi 13 juin, j'ai un nouveau protocole de chimio sur deux jours, couplé à des anticorps, les mêmes que j'aurai en traitement après l'autogreffe. À 16 heures, la psychologue de l'hôpital vient pour une dernière explication avec moi. La dernière, car je ne souhaite plus la revoir.

— Quand je vous répète durant toute la conversation que j'ai peur de mourir et que vous ne me répondez rien…
— J'ai répondu, vous n'avez pas entendu.
— Alors vous avez dit quoi ?

Elle se tait avant de reprendre.

— Je ne suis pas là pour vous donner des réponses médicales ni pour vous réconforter. Vous attendiez des réponses médicales.
— Je m'interrogeais sur les autres traitements disponibles ! De quoi dois-je vous parler si je ne peux pas partager mes inquiétudes ? De mes radis qui poussent dans mon jardin ? J'en ai récolté quatre, je suis ravie ! Si c'est comme ça, je préfère appeler ma grand-mère !

Elle rit… Pas moi !

— Si vous changez d'avis, je ne vous en voudrai pas et je reviendrai pour un soutien psychologique.

Sauf que c'est à moi de lui en vouloir ! C'est terminé !

La nouvelle chimio est supportable même si trois jours après ma sortie de l'hôpital je suis bien malade. Cela me met d'ailleurs en retard pour mon rendez-vous ORL. Le test auditif révèle une légère perte de l'audition dans les aiguës. Mes acouphènes sont moins intenses, la docteure m'explique qu'ils devraient diminuer et dépendre de ma fatigue. J'enchaîne en hôpital de jour pour ma treizième et quatorzième transfusion de globules rouges.

— Merci donneur numéro treize, je dis sincèrement en regardant la poche de sang.

La jeune infirmière rigole à côté de moi. Je ne sais pas si les donneurs réalisent à quel point ils soulagent des gens. Dès cette première poche, je vais me sentir moins essoufflée et mon teint blafard va rosir.

Cette année, je profite de la fête de la musique, dans une petite ville à côté de Tours. Avec Flavien, nous rejoignons son collègue Simon. Je ne l'ai vu que deux fois, mais c'est le genre de personne avec qui le courant passe tout de suite. Il est à l'aise avec la maladie et demande toujours gentiment comment je vais et moi je suis en confiance pour le taquiner comme si c'était un vieil ami. Les amis de Flavien résident principalement dans le sud de la France, je les connais peu puisque je suis tombée malade au début de notre relation. Il doit régulièrement refuser des week-ends et impossible de les accueillir à la maison. C'est difficile au niveau du lien social. Peu à peu, le vide se fait autour de nous. Un isolement dû à notre vie en décalage. Heureusement, en plus de mes parents, j'ai mes beaux-parents. Ils sont toujours présents et très à l'écoute. Je suis à l'aise avec eux et je n'hésite pas à leur parler de tout.

La fin du mois de juin est plutôt calme, il fait chaud à Tours, heureusement nous avons réservé un week-end à La Rochelle où il fait vingt degrés de moins ! Nous devons même acheter des pulls. Nous marchons beaucoup à la découverte de la ville. Nous marchons tellement que le dernier jour je suis à deux doigts de m'écrouler lors de notre promenade sur la plage. Le sable est un millier d'aiguilles sous mes pieds, c'est insoutenable. Mes jambes ne me portent plus, Flavien doit me tenir. Vite, vite que je m'assoie dans la voiture et nous rentrons à Tours.

Piquée au vif

« ... Accroche toi ma belle
Ils t'ont donné une date de fin de vie ? »

Quelques jours après, avant d'aller rencontrer une naturopathe… je mange un burger. Je comprends les bénéfices de la nourriture «saine» sur le corps, mais je ne suis pas prête à faire tant de sacrifices. Surtout les jours où manger est mon seul plaisir. J'aime découvrir des restaurants, j'ai une longue liste de restaurants à tester sur Tours. Deux choses me font plaisir : la nourriture et les loisirs créatifs.

Jeudi 4 juillet, jour de chimio. Hier, l'hôpital m'a appelée pour me dire de venir à 10 heures au lieu de 15 heures et finalement ma chimio est arrivée à 17 heures, juste après le passage d'Élodie, l'art-thérapeute. Nous avons eu une conversation intéressante sur le moment présent et la philosophie de vie en Inde, où elle va régulièrement. Pour eux, seul le moment présent existe. Il n'y a ni passé ni futur, c'est leur secret du bonheur. Ne pas attendre d'être bien pour vivre. Le temps n'est plus une ressource inépuisable quand on est malade. « Je le ferai l'année prochaine ou dans cinq ans », ces paroles ne sont plus dites sans réfléchir.

Sauf que là, maintenant, j'ai la nausée ! Le jus d'ananas frais m'aide un peu. Les jours qui suivent la chimio, je mange principalement des fruits. De bonnes pêches sucrées et juteuses. C'est la seule nourriture qui me tente, mais mon estomac ne semble pas apprécier autant que moi.

Depuis mai, c'est Laurine qui vient me faire mes prises de sang. Les premières fois, je croyais qu'elle parlait très fort, mais je me rends compte maintenant qu'avec la fatigue j'étais au ralenti et tous les sons étaient amplifiés. J'aime beaucoup cette infirmière, nous avons presque le même âge, elle est pétillante, elle prend le temps de discuter et elle ne me fait jamais mal. J'ai bien fait d'oser en changer. Le bilan sanguin du jour montre une nouvelle chute des globules rouges, mais la transfusion peut attendre. Heureusement, car nous partons trois jours en Bretagne, vers Saint-Malo. La jolie côte d'Émeraude nous émerveille. Flavien et moi avons un coup de cœur pour cette région. Nous faisons encore une fois d'excellents restaurants et je mange mes premières moules. J'ai goûté le plat de Flavien à La Rochelle et j'ai bien aimé donc cette fois je choisis une grande assiette rien que pour moi. Il fait beau, pas trop chaud. Nous logeons en *Airbnb*, chez un couple franco-écossais. Nous prenons le temps de discuter avec eux au petit-déjeuner. Comme c'est agréable d'entendre parler anglais. La fatigue me bloque et impossible de prononcer un seul mot d'anglais. Moi qui adore cette langue je me déçois. Mais c'était une belle rencontre !

Le soir, c'est la sidération quand j'apprends que Jennifer est décédée d'un lymphome b. C'est tellement cruel. Elle est née seulement trois jours après moi, en 1994. Elle a eu un parcours de soin très difficile, l'autogreffe n'avait pas fonctionné et elle a récemment bénéficié d'un nouveau traitement américain appelé CarT cells. C'était pourtant un traitement prometteur. J'ai du mal à comprendre comment c'est possible. Je ressens également de la peur, cela rend la mort encore plus présente.

Lundi 22 juillet, la fin de notre séjour breton est étrange, la tristesse se mélange à l'envie de profiter intensément du moment. Nous rentrons à Tours juste à temps pour aller chercher ma piqûre d'EPO à la pharmacie pour demain. J'en ai bien besoin, le manque de globules rouges m'essouffle au moindre effort.

Trois jours après, j'arrive à l'hôpital et je raconte mon escapade à Saint-Malo, j'explique que désormais j'aime les moules. Mais l'infirmière me dit que c'est vivement déconseillé, même si c'est cuit cela reste un fruit de mer. Quelques minutes plus tard, Élisabeth, l'aide-soignante qui adore me charrier, passe une tête à ma porte de chambre en riant.

— Bah alors, on mange des moules ? C'est pas bien !

Je déchante rapidement, mes globules blancs sont trop bas donc la chimio ne commencera pas aujourd'hui ni demain. Forcément quand on change mes plans… je pleure ! Il fait 40 °C à l'extérieur et 27 °C chez moi, l'équipe soignante me propose de dormir cette nuit à l'hôpital et de revenir après le week-end. Amandine, l'infirmière des jeunes, m'aide à trouver le positif de la situation : mardi, je pourrai rencontrer deux jeunes à l'atelier d'art-thérapie.

De plus, le décalage de ma chimio me permet d'aller chez mes grands-parents où mon cousin, qui habite désormais à Toulouse, vient manger avec sa copine. Nous rencontrons Élisa et Valentin rencontre enfin Flavien. Nous nous voyons habituellement seulement à Noël, cela fait du bien de passer l'après-midi avec eux. La conversation tourne souvent en débat avec nos avis et nos caractères différents, mais il est un cousin attentionné.

Mardi 30 juillet, je retourne donc à l'hôpital pour le troisième cycle de la chimio avec les anticorps. Cet après-midi, je vais à l'atelier d'art-thérapie. Je trépigne d'impatience, il est 14 heures et je suis prête alors que ce n'est que dans une demi-heure. C'est la première fois que je rencontre des jeunes dans l'hôpital. Je suis en avance, Élodie, l'art-thérapeute est déjà là, elle prépare l'atelier dans la grande salle lumineuse qui donne sur l'entrée de l'hôpital et un parc. Léo arrive à son tour, à seulement 17 ans il a un ostéosarcome, et il va recevoir sa toute première chimio ce soir. Il paraît détendu. Ses longs cheveux blonds me font immédiatement penser à tous ces centimètres qu'il pourrait offrir à l'association Solid'Hair, je dois lui en parler ! Léo prépare un bac artistique, il ne perd pas de temps pour commencer à créer. Quant à moi, j'entreprends la réalisation d'un origami papillon. À 15 heures, je retourne rapidement dans ma chambre pour que l'infirmière me lance ma chimio d'une heure. À 16 heures, après un seul papillon, car j'ai surtout discuté, je dois aller dans le service pour éteindre la pompe à chimio. Avoir parlé m'a ouvert l'appétit, je demande un petit gâteau à l'aide-soignante. En sortant de ma chambre, je salue une mamie qui est dans le couloir. La vieille dame me suit dans les couloirs qui mènent à la salle d'art-thérapie, peut-être veut-elle me voler mon gâteau ? C'est une habituée de l'atelier, elle s'installe autour de la table. Arrive ensuite, timidement, Angéline. À 19 ans, elle est en chimio depuis neuf mois pour un ostéosarcome elle aussi.

— Surtout, il faut rester positifs, nous confie la mamie.

— Une copine m'a dit « On subit le négatif, on se crée le positif », j'ajoute.

Elle adore et veut que quelqu'un lui note la phrase sur un papier. Élodie s'empare d'un joli papier, Léo dessine une fleur et Angéline poinçonne une libellule dans son aquarelle. Cela forme un égrégore d'énergies positives qui nous fait du bien à tous. À 17 h 30, l'atelier doit s'arrêter, j'ai réalisé seulement deux papillons en origami, mais j'ai pu parler du don de cheveux, Léo semblait emballé par l'idée.

Plaisir d'offrir

Idées d'attentions utiles pour un proche malade

- ☐ Un petit plaid
- ☐ Un livre positif
- ☐ Un carnet de jeux
- ☐ Une crème hydratante
- ☐ Un vernis et sa base protectrice
- ☐ Une gourde
- ☐ Un oreiller de voiture
- ☐ Une bouillotte

J'en ai marre de rester enfermée depuis ma sortie de l'hôpital, en ce premier jour du mois d'août, je décide qu'il est temps de faire raser mes cheveux. Flavien m'accompagne chez Line dans son salon Artiste en Herbes. Nous pleurons presque autant que nous blaguons. Le lendemain, Flavien propose à ses parents d'aller boire un verre à la guinguette de Rochecorbon. Il fait chaud, le turban n'est pas confortable, je le retire avec assurance à peine 30 minutes après notre arrivée. Ce sont surtout les personnes âgées qui se questionnent. Certains ne me lâchent pas du regard. Quelques personnes ont le regard doux de compassion et je repère les regards de ceux qui sont passés par cette épreuve. Ils sont souvent accompagnés d'un petit soupir. Ces regards font chaud au cœur.

Les nausées ne me quittent pas, les traitements me pèsent. C'est lourd ! Je suis impatiente de guérir. Christelle m'apaise lors de ma séance de Reiki, elle m'explique que je suis une chenille dans son cocon. Je me prépare à devenir un papillon, mais j'ai besoin de temps avant de déployer mes ailes. C'est une belle image de la maladie.

Le manque de globules rouges fait que Flavien peut entendre mon cœur battre. Forcément, quelques jours plus tard, papa et maman doivent m'emmener à ma quinzième et seizième transfusion de sang. Ma copine blogueuse, Camille, en profite pour venir me voir après son don de plasma. Je suis contente qu'elle prenne du temps pour discuter avec moi. C'est grâce à son livre et son blog « Camille se lance » que je prête plus attention à l'écologie. À 15 heures, c'est terminé, je fais un rapide coucou à Angéline qui est en chimio dans une chambre à l'étage, avant de rentrer me reposer.

Les jours passent et je me rapproche de mon entrée en autogreffe. J'attends l'appel de l'hôpital pour connaître le résultat de mon TEP Scan. Nous en profitons pour visiter quelques villes alentours et voir des amis presque tous les jours et même des amis que je n'avais pas revus depuis 10 ans. En effet, si certains m'ont évitée, d'autres sont gentiment revenus prendre des nouvelles. Cela permet de mettre des rancunes de côté.

Malgré ces beaux moments, je stresse et je n'ai pas le moral, alors ce soir, sur un coup de tête, Flavien m'affirme :

— Allons au Bowling !

Je pense à une blague, je souris, mais non, nous partons réellement au bowling tous les deux. Nous passons un super moment, nous prenons des cocktails sans alcool et nous nous amusons beaucoup. Bien sûr, je perds, mais à peu de points ! C'était vraiment une belle idée.

Le lendemain, je décide d'appeler l'hôpital pour connaître le résultat.

— C'est bien parti, cette chimio a fonctionné, mais il reste quelques masses. Pour moi, ce sera bon pour l'autogreffe, mais il faut attendre la décision pluridisciplinaire, me répond ma docteure.

Jeudi 15 août, nous fêtons les trois ans de Lucas. Il doit faire le tour de la table pour faire des bisous de remerciement, mais arrivé à mon tour…

— Non pas Laura ! Pas Laura ! crie-t-il pendant que mes larmes commencent à couler.

Je n'ai pas mon turban, c'est peut-être cela. Mais je suis maquillée, avec des boucles d'oreilles colorées cela fait plus un style. Il a entendu que j'étais malade donc il a peur ? Quand on est petit, une maladie cela s'attrape. « Ne sors pas sans manteau, tu vas être malade ». Je ne sais pas.

La semaine qui précède mon entrée en autogreffe, nous faisons un restaurant presque tous les jours. Je veux absolument faire goûter la poutine à Flavien. Cette spécialité québécoise que j'ai adorée lors de mon séjour au Québec il y a quelques années. Malheureusement, il n'y en a pas à Tours, nous allons donc à Châtellerault où nous rejoignent nos parents. Nous testons également le Coffee Shop qu'une copine d'enfance a ouvert à Saumur.

Je voulais absolument voir Nicole et sa fille Maëlle que je considère comme ma cousine. Alors je les invite à

Tours. Nous faisons ce que nous adorons faire ensemble, nous prenons un goûter ! Nicole m'offre un bracelet en pierres, qui a la vertu de stimuler le système immunitaire. Très symbolique, je vais l'emmener avec moi en autogreffe.

Jeudi 22 août 2019, c'est le grand jour. J'entre à l'hôpital à 15 h 30. J'ai encore oublié le patch à mettre sur mon PAC. Je suis rapidement branchée, mais je dois attendre que le docteur passe pour tout m'expliquer avant de lancer le produit. À 18 heures, Flavien arrive à l'hôpital, il est parti plus tôt du travail. Trois quarts d'heure plus tard, la docteure entre dans ma chambre et elle m'explique qu'ils hésitent à partir sur une double autogreffe, soit deux autogreffes à quatre mois d'intervalles.

— D'accord, mais en attendant je commence quand même ?

— Non, il n'y aura pas de chimio aujourd'hui ni demain. Vous allez revenir lundi le temps qu'on prenne une décision avec le professeur du service et les autres médecins.

— Je ne comprends pas pourquoi.

— Ce ne sont pas les mêmes produits.

— Qu'est-ce qui vous fait hésiter ?

— Le TEP Scan montre une réponse de plus de 90 %, c'est bien, mais pas parfait. Si c'est une simple ce sera le protocole BEAM et si c'est une double BAM.

Les noms des protocoles offrent au moins l'avantage de nous faire rire, mais je suis complètement déboussolée, cela devait être le grand jour et finalement ce sera à partir de lundi. J'ai du mal avec ce genre de changement qui est pourtant habituel à l'hôpital. L'équipe fait au plus vite pour que je sois débranchée et que je parte rapidement. Pour nous changer les idées, avec mes parents et Flavien, nous allons au restaurant, mais cela ne m'empêche pas de pleurer. J'avais tout prévu, je m'étais organisée, préparée. Entrer aujourd'hui me faisait avoir l'aide de maman plus longtemps avant qu'elle ne retourne travailler. Même à 25 ans avoir sa maman c'est rassurant.

Je m'occupe la tête en attendant lundi, je regarde des séries et je fais des bracelets pour tout le monde. Je m'applique à choisir les couleurs pour chacun. C'est ma manière à moi de marquer ma présence au cas où cela se terminerait mal. Ce n'est pas évident de se changer les idées, je pense au fait que je devrais être en chimio, et comme ce n'est pas le cas, ce soir c'est pizza !

Je peux même être présente lors de la cousinade dans la famille de Flavien. Plus de cinquante personnes ! L'année dernière, j'étais trop faible pour faire la bise à tout le monde, je tenais à peine debout. Et cette année, pas de bises non plus, je ne dois attraper aucun virus pour ne pas être malade pendant l'autogreffe. Je passe pour une extraterrestre à répéter « Bonjour de loin ».

Lundi 26 août, journée d'angoisse car je suis attendue à 15 heures à l'hôpital pour l'autogreffe ou la double autogreffe. En fin d'après-midi, la docteure arrive et annonce la double autogreffe et le début de la chimio demain matin. Les trois premiers jours, je vais avoir une poche de chimio de deux heures toutes les six heures. L'aide-soignante que je redoute, celle qui avait critiqué mes choix de repas en avril, entre dans ma chambre. Étrangement, elle est toute gentille, elle vient me donner des conseils pour l'autogreffe. Je suis méfiante et laisse maman parler.

— Tu n'as pas tes peluches avec toi aujourd'hui ? me demande-t-elle.

Depuis la dernière fois que je l'ai vue, j'ai rasé mes cheveux et donc… elle me confond avec quelqu'un d'autre ! Je me marre intérieurement. Tous les chauves se ressemblent ?

27 août 2019, deux salles, deux ambiances.
10 heures, hôpital de Tours, démarrage de la première grosse chimio en vue de mon autogreffe.
10 heures, hôpital de Chinon, naissance du deuxième neveu de Flavien, Léandre.

C'est dommage qu'il n'y ait pas d'atelier d'art-thérapie, car je suis en forme, j'ai peu d'effets secondaires. Je profite de broder pour m'occuper les mains et l'esprit, car en chambre stérile ce ne sera pas autorisé. Les consignes y sont strictes, mes vêtements doivent être lavés à soixante degrés puis passés au sèche-linge et mis, séparément, dans des sacs de congélation. Tout ce qui ne se lave pas ne peut entrer dans la chambre.

Maman me prend des plats cuisinés à réchauffer de chez Picard, une déclinaison de plats de pâtes que l'hôpital me permet de stocker dans leur frigo. Je ne peux plus voir leurs plateaux beiges mouchetés tous fades. Et les serviettes me dégoûtent… Les mêmes que celles que j'avais enfant à la cantine, rouges ou vertes, à carreaux. Rien que d'y penser j'ai des haut-le-cœur.

Ma deuxième nuit est bercée par les allées et venues de l'équipe médicale. Je me suis endormie à 21 heures, mais à 23 heures arrivait la troisième poche de chimio. À 1 heure du matin le rinçage a été lancé, puis l'arrêt de la machine à 2 heures. À 3 heures, une des trois pompes s'est mise à sonner. Un bip strident, car elle n'avait plus de batterie. Je mets en place une stratégie afin que les machines soient complètement chargées pour éviter d'être réveillée et ne plus avoir à les débrancher en pleine nuit pour aller aux toilettes.

Il est 5 heures, l'heure de la quatrième poche de chimio, suivie à 7 heures du rinçage. À 7 h 30, l'aide-soignante me prend mes constantes et à 8 heures elle me propose un petit-déjeuner, que je refuse. J'ai ma routine, le matin, je vais prendre mon cappuccino et un croissant avec papa et maman à la cafétéria. Flavien travaille, mais il n'oublie pas de m'envoyer un message en se levant.

En début d'après-midi avec papa et maman, nous rejoignons Angéline et sa maman pour discuter. Au bout du couloir, se trouve une table et des chaises, l'endroit est lumineux avec de grandes fenêtres, cela change des chambres. Il y a une bibliothèque avec des livres assez anciens et quelques jeux, rien d'intéressant. L'hypnothérapeute nous propose à toutes les deux de faire une séance pendant que nos parents continuent de discuter. Même si nous ne sommes plus des enfants, c'est un contexte difficile pour eux et échanger avec d'autres parents qui vivent la même situation est essentiel. L'hôpital propose « le café des aidants », cette rencontre a lieu une fois par mois, mais en pleine semaine alors maman n'a jamais pu s'y rendre.

Piquée au vif

> « On ne te demande pas de nouvelle car on voit que tu n'es pas abattue. »

Les jours passent et je perds la notion du temps. Mes souvenirs sont flous, je ne sais plus qui est passé, ni quand. Je n'ai pas mal, je n'ai pas de nausée, mais la fatigue est assommante.

Dernier matin avant l'entrée en chambre stérile. Le cappuccino passe difficilement et je laisse la moitié du croissant. Quelque chose est en train de changer. Je remonte dans ma chambre et après quelques minutes je vomis mon super petit-déjeuner. Je suis complètement épuisée et m'écroule au sol, alors que la porte est encore ouverte. Les infirmières accourent de peur que je m'évanouisse.

Voilà, cela sonne vraiment la fin des libertés avant plusieurs semaines.

C'est le moment de déconnecter son cerveau. Chacun procède comme il l'entend pour cette étape difficile. Pour ma part, je pars sur une île déserte, plus personne, plus rien à penser. J'ai eu trop de témoignages de filles qui étaient des lions en cage dans leur petite chambre stérile. Si je me fixe un jour de sortie, c'est la déprime assurée.

Je m'observe, j'observe la situation de l'extérieur. Ma tête est totalement dissociée de mon corps. Je n'ai pas le droit à mon carnet, c'est maman qui notera mes ressentis les prochains jours.

Cela commence par…

Une douche, avec un produit spécifique et une tenue propre que l'hôpital me prête. Puis je rentre dans la chambre stérile. Elle ne m'est pas inconnue puisque c'est dans celle-ci que j'ai dormi la toute première fois où je suis venue dans le service d'hématologie. J'espère que ce sera la dernière chambre dans laquelle je passerai autant de temps.

Je panique. L'infirmière du service le voit et vient se mettre à ma hauteur à côté de mon lit. Elle attrape ma main et me demande les séries que j'aime. Lui parler m'apaise instantanément. Elle a eu le bon réflexe, c'est adorable de sa part.

C'est au tour de ma docteure d'entrer dans la chambre, accompagnée de son interne.

— Je suis en vacances pour tout le reste de votre hospitalisation, m'annonce-t-elle, c'est Raphaël, mon interne, qui va prendre le relais.

Suite aux déboires que j'ai eus avec les précédents internes, je m'interroge. Mais ces derniers jours, cet interne a montré son sérieux, je n'ai plus qu'à lui faire entièrement confiance. Il est désormais mon seul référent.

En fin d'après-midi, l'aide-soignante entre dans ma chambre et en tirant sur le pantalon que je porte, elle s'exclame :

— Ça va, on s'embête pas ! C'est nos pantalons ça !

Je n'ai pas de répondant face à ce genre de personne. Je n'ai désormais qu'une crainte, en fixant cette porte… que ce soit elle. J'entends la première porte du sas s'ouvrir, mais je ne vois pas qui est dans le sas de décompression. Avant d'entrer dans ma chambre stérile, tout le monde doit se vêtir d'une charlotte, d'une blouse, de sur-chaussures et d'un masque. Uniquement trois personnes sont autorisées, dans la chambre, moi comprise.

Le 3 septembre, l'équipe s'affaire autour de moi pour me poser une sonde gastrique, mais la poche de cellules souches arrive en même temps. La sonde gastrique passe difficilement, elle m'irrite toute la gorge. Même en buvant en même temps avec une paille pour aider l'insertion, c'est une sensation extrêmement désagréable surtout au moment du passage dans la gorge. Une deuxième infirmière entre pour me perfuser le bras, c'est mieux pour les cellules souches. Tout se déroule dans le calme absolu. Du moins dans ma tête. Je suis sereine, car je sais que je suis entre de bonnes mains et soutenue par l'hypnothérapeute. Impossible de me perfuser les bras ou les mains et le temps presse, les cellules souches doivent « retourner à la maison » rapidement une fois sorties du congélateur. Finalement, l'équipe médicale décide de les faire passer par le PAC.

Maman entre dans ma chambre, elle a croisé les infirmières qui lui ont raconté que cela ne s'était pas déroulé comme planifié. La pause de la sonde a été plus longue que prévu et le radiologue n'arrivait pas pour vérifier si la sonde était bien placée afin de retirer le fil métallique qui guide l'insertion. Le temps filait et le greffon parvenait à la limite de décongélation, quelques minutes supplémentaires et il était hors d'utilisation. Moi je n'ai rien réalisé de tout cela.

L'équipe de nuit pose la poche d'alimentation, le tuyau passe également par une pompe pour éviter les bulles d'air. La sensation de nourriture liquide et froide qui descend dans ma gorge et se dépose dans mon estomac est… unique ! Et écœurante ! J'ai des haut-le-cœur et une gêne permanente. Et dans la nuit, ce qui devait arriver, arriva. Je vomis. Une partie de la sonde ressort par mon nez et l'autre par ma bouche. Quoi faire ? La réinsérer ? Je n'en veux plus ! En pleine nuit, je sonne l'équipe médicale en pleurs. L'infirmière de nuit me rassure :

— Il y a d'autres solutions que la sonde qui n'est vraiment pas facile à supporter.

Effectivement, dès le lendemain l'interne m'informe que je vais être nourrie par le PAC. Cela apportera des nutriments à mon sang, mais ne fera pas travailler mon estomac. J'aurai donc conservé la sonde seulement douze heures. Saleté de sonde ! Je regrette de m'être laissée convaincre. Désormais, je n'arrive plus à avaler ma salive, je dois la cracher dans une minuscule bassine en carton appelée « haricot ». Peut-être que sans l'irritation de la gorge j'aurais mangé un peu de crème caramel.

Fatigue, vomissements, diarrhées, mucites… cela pourrait être les symptômes basiques d'une grosse gastro. C'est bien plus terrible que cela. Le corps est à bout. Je ne mange rien et je ne bois pas, car j'en suis incapable.

Mes journées sont rythmées par l'équipe médicale. Je n'ai pas le choix, je dépends entièrement du personnel soignant. Pendant qu'ils désinfectent ma chambre, je fais ma toilette au lavabo, avec un gant jetable. Il n'y a pas de douche dans la chambre et je n'ai pas le droit à ma brosse à dents, à la place j'ai un gros coton-tige et des bains de bouche. Deux fois par semaine, un kinésithérapeute me fait faire des exercices pour éviter que mes muscles fondent trop rapidement. Si je suis trop fatiguée, je reste allongée et il adapte les exercices. Un externe différent vient tous les jours depuis mon entrée en chambre stérile pour me faire une séance de laser dans la bouche et réduire les mucites qui sont envahissantes et douloureuses. Cela n'a rien arrangé à l'état de ma gorge, j'ai toujours très mal lorsque j'avale ma salive. Aujourd'hui, je somnole, je n'ai pas envie ! Je sens un souffle, c'est étrange… j'écarquille les yeux.

— Mais votre masque ! je lui dis, complètement hallucinée.

Il retourne tout penaud dans le sas pour s'équiper correctement. Je veux bien qu'il oublie la charlotte ou les sur-chaussures, mais pas le masque ! Surtout quand il doit me faire un soin à trente centimètres du visage.

La poche beige de nourriture arrive tous les jours à 20 heures. Je n'ai pas la force de regarder la composition. Et tous les jours, une heure après, je vomis dans la douleur, car je n'ai rien à vomir, mon estomac est complètement vide. Je demande des haricots à l'équipe de nuit et une aide-soignante me suggère d'aller aux toilettes quand je n'en ai plus. Mais j'ai besoin d'être assise tellement cela me tire et me contracte le ventre. Elle me tend de nouveaux haricots et part sans se préoccuper. C'est tellement une habitude pour elles dans ce service qu'elles ne prennent pas le temps de me réconforter, me changer les idées, ce qui aurait pu m'aider.

De l'air conditionné souffle en continu directement au-dessus de mon lit. En plus de faire un courant d'air et un bruit assourdissant, l'odeur de nourriture ou de cigarette envahit ma chambre plusieurs fois par jour.

— L'air est pris à l'extérieur, à côté d'une porte par laquelle entrent les repas pour le service. C'est aussi l'endroit où certains font une pause cigarette même si nous leur avons déjà expliqué le problème, m'informe une aide-soignante.

Ils ne se rendent pas compte qu'en chambre stérile on vomit d'un rien et en plus je suis non-fumeuse ! L'air conditionné me donne froid la nuit, j'ai uniquement le droit à un drap léger et mon sweat ne me tient pas suffisamment chaud. Pour échapper au souffle sur ma tête, je mets ma capuche, mais cela fait monter ma tête en température et me provoque de la fièvre. Et… j'ai toujours aussi froid ! Qui dit fièvre dans la nuit, dit prélèvement d'hémocultures ! Pour s'assurer que je n'ai pas d'infection. Alors que nous sommes en pleine nuit et que je souhaite dormir, le prélèvement de sang s'effectue dans les deux bras et non dans le PAC, ce qui met bien plus de temps, car il faut trouver une veine. Et ce prélèvement sanguin est réalisé deux ou trois nuits consécutives.

La nuit, la solitude et la peur sont présentes, tout est plus difficile, mais je m'adapte tant bien que mal en gérant les problèmes un à un. Afin d'éviter que mes urines débordent du bac posé sur les toilettes, je le vide un peu. Cependant, je dois retenir le nombre de millilitres que je déverse pour le dire à l'aide-soignante quand elle passera. Comme cela, ils s'assurent que mes reins fonctionnent bien entre les produits que je reçois et ce qui part aux toilettes. J'urine souvent avec tous ces produits.

Le lendemain, avec l'aide-soignant, nous établissons une stratégie. Je retire ma capuche avant la prise de température, nous constatons également que j'ai une oreille qui

« chauffe » moins. Cela fonctionne et nous fait rire chaque fois.

Mes selles doivent être analysées. Après trois épuisants essais dans la journée, je réussis à faire dans le petit pot ! J'appelle et c'est… LA fameuse aide-soignante.

— Ah bon ? Oh, mais j'en sais rien moi. Je vais demander.

Forcément, elle ne revient pas et c'est l'heure du changement d'équipe. Je sonne à nouveau, l'aide-soignante de nuit n'a pas été mise au courant, l'information n'a pas été transmise. Elle s'en occupe immédiatement. L'aide-soignante de l'après-midi n'a tout simplement pas eu envie de le faire !

Piquée au vif

« Je tente ma chance pour gagner ce lisseur et j'invite @lauranaudin à participer à ce concours. »

Ce matin, c'est Sarah, l'aide-soignante que je connais depuis le début des traitements, qui vient nettoyer la chambre. Cela me fait plaisir de la voir, mais impossible de discuter, je souffre terriblement à cause de la faim. Je me tords de douleurs. Je ne parviens pas à m'alimenter, tout mon œsophage me brûle, je réclame un *Gaviscon*, pour tenter d'apaiser comme dans la publicité avec les pompiers et la lance à incendie. Je prends mon *Gaviscon* dans la souffrance, petite gorgée par petite gorgée. Cela me soulage un peu.

Au vu des douleurs, j'accepte l'augmentation de la morphine. Mais à partir de cet instant, je perds toutes mes facultés mentales. Je somnole, cauchemarde et hallucine. Je passe ma nuit entière, même éveillée, dans *Hunger Games*. Forcément, le matin cela fait bien rire l'équipe médicale et l'information se répand rapidement. Raphaël, l'interne, entre et me demande :

— C'était bien *Hunger Games* ? « Le sort vous a-t-il été favorable ? »

Je ne recommence pas une nuit comme celle-ci ! Enlevez tout ! J'ai apprécié regarder les films, mais passer ma nuit à tenter d'être la seule survivante de l'arène… très peu pour moi ! Raphaël accepte que la morphine soit diminuée, mais il me prévient que les douleurs peuvent revenir. Je dois faire un choix entre un mal physique ou psychologique. Perdre le contrôle de sa tête est insoutenable alors je confirme mon choix de diminuer la morphine.

Les journées passent… Il m'est impossible de regarder la télévision, mais je tiens à suivre *Plus belle la vie* sur mon téléphone, en rediffusion. Si je ne dors pas, je m'abrutis avec mon téléphone, je fais défiler sans réfléchir, j'évite ainsi de penser à ce que je suis en train de vivre. Quand je suis éveillée, j'accepte les visites, Flavien, papa, maman ou parfois les trois dans la journée si vraiment je vais « bien ». Habituellement très bavarde, je n'ai pas toujours la force de leur parler.

Lors de sa visite quotidienne, Raphaël prend le temps de discuter. C'est mon seul lien médical, il passe plusieurs fois par jour. J'ai une chance énorme de tomber sur lui après tous ces mois avec des internes qu'il fallait surveiller. Les internes font des heures à rallonge, ils restent tard pour rédiger les rapports de la journée. L'équipe médicale, quant à elle, change presque tous les jours, de côté de couloir, d'heure, de service… C'est rarement les mêmes trois jours de suite.

— Surtout, gardez votre humanité, je lui répète.

Mais il me répond toujours :

— C'est la première chose que je perdrai !

Il m'explique son parcours scolaire, plus tard j'y repense et je réalise en calculant ses années d'étude qu'il a un an de moins que moi ! C'est étrange qu'il soit plus jeune que moi.

Chaque soir, j'écris un mini récapitulatif de ma journée pour le poster sur Instagram. Une infime partie de la douleur quotidienne que je partage pour donner des nouvelles, garder une trace, et informer les Kopines qui passeront par là.

Le matin, je me demande si la journée sera meilleure que la précédente. Ce matin, sans que je m'y attende, l'infirmière et Raphaël passent la tête par la porte. Un large sourire et ils ricanent.

— Devine quoi ?!
— Les globules blancs ?! je demande en écarquillant les yeux.
— Oui ! Ils sont à 1 200 ! Ouverture des portes !

Et ils poussent en grand la porte sans avoir à mettre la panoplie complète pour entrer dans ma chambre. Trop bien, je vais découvrir les sourires qui se cachaient derrière les masques et un peu sortir de la chambre. J'ai l'autorisation de remanger doucement. Le corps sait se faire comprendre. J'ai une envie inexplicable de lait ! Je voudrais boire la bouteille de lait ! J'avale quelques cuillères de crème au caramel, cela passe bien alors que je ne mangeais plus de yaourt depuis des années. Je bois de nouveau de l'eau, quelques petites gorgées. Je ne suis pas encore prête pour un repas complet. Mais à l'heure du dîner…

— Un plateau ? me demande sainte aimable.
— Non merci j'ai ma crème caramel.
— Oh allez ! C'est carbonara ce soir !
— Non merci.
— Tu aimes ça les pâtes à la carbonara, la moitié !

C'est un de mes plats favoris, donc j'accepte et m'installe à la table.

— Ah ! C'est vrai que tu es chiante toi, il ne faut pas rentrer le plateau dans la chambre, en rajoute-t-elle.

Sauf que, ma gourmandise me perdra, au bout de deux bouchées je n'ai même pas le temps de me lever que je vomis tout. Je sonne, elle revient pour nettoyer en grommelant. Je me sens mal à l'aise et me fais toute petite dans mon lit. L'infirmière et Raphaël arrivent. Ils me rassurent :

— C'est impossible que tu manges chaud et encore moins quelque chose de riche avec de la crème. Nous lui avons dit de ne pas te forcer à prendre un repas.

Il est vrai que j'ai terriblement faim, mais entre les douleurs pour avaler et le rejet de la part de mon estomac, c'est totalement bloqué. Je note dans mon téléphone tous les plats qui me tentent pour mon retour à la maison. Mon ventre gargouille.

Et le lendemain :

— Alors ? On vomit pas ce soir ?

On l'aura reconnue… c'est l'aide-soignante peu sympathique !

L'augmentation des globules blancs ne signifie pas la fin des galères. Je suis toujours branchée à une multitude de produits et je vomis toujours autant. Puisque les produits ne m'assomment plus, je fais des insomnies. Mais ma gorge va de mieux en mieux.

Mercredi 18 septembre, après 24 jours d'hospitalisation, Raphaël m'informe que je peux sortir aujourd'hui, juste après une dernière transfusion de plaquettes. Je le remercie de son sérieux et de son humanité. L'art-thérapeute et l'hypnothérapeute ont été mises au courant et me souhaitent un bon retour à la maison.

— Ah non, mais tu ne sortiras pas aujourd'hui ! débarque l'aide-soignante, toujours la même, dans ma chambre.
— Si, j'attends mes plaquettes et ensuite je pars, je réponds sûre de moi.
— Ahah non, il est trop tard pour les plaquettes, ce ne sera pas avant demain !

N'importe quoi, à 16 heures mes plaquettes arrivent comme prévu et en plus la transfusion est rapide. En quinze jours, j'ai eu huit transfusions de plaquettes.

Je sors de ma chambre stérile, maman m'accompagne avec mes bagages. Je veux dire au revoir à la super équipe d'hémato, mais le service est vide. La seule qui apparaît au bout du couloir… l'aide-soignante… Grand sourire hypocrite qui agite le bras dans ma direction.

Ce n'est pas le départ rêvé, mais au moins je rentre !

Le chas de l'aiguille

C'est agréable de retrouver son lit. C'est aussi étrange, après un mois à être surveillée, je suis livrée à moi-même. Mes toilettes me paraissent anormales, le « pot » pour séparer les urines n'est plus présent et la cuvette est chaude et confortable. J'ai l'impression d'être dans un autre univers. Et le bruit, enfin… le non-bruit ! Le ronron de l'air conditionné ne me berçait pas du tout. Je n'ai plus à me trimbaler le pied à perfusions auquel j'étais reliée. J'avais fini par m'habituer à tout cela, j'étais dans un cocon rassurant. Mes repères sont bouleversés. S'il arrive quelque chose, je n'ai pas d'aide médicale.

En rentrant de l'hôpital, un colis m'attendait. Plein de petites attentions que mon institutrice de CM2 m'a envoyées. Seize ans après, la maladie nous a fait reprendre contact. Sa bouillotte tombe bien, j'ai tellement froid.

Le retour à la maison est compliqué. Je ne m'attendais pas à cela. Les réveils sont fréquents, au rythme des visites fantômes des infirmières. Ma couette est si lourde, elle me plaque au matelas. Je n'ai pas la force de la bouger alors j'échange avec la couette de Flavien qui dort sur le canapé afin que je me repose. Ma veilleuse lapin, comme les petits, n'a jamais été aussi utile la nuit. Lors de mes nombreux réveils, elle me rappelle que je suis bel et bien à la maison, dans mon lit. Quel soulagement dès que je la vois !

C'est vraiment difficile, mon ventre et ma tête ont faim, mais je vomis le peu que je mange. Cela me désespère. Je ne sais pas quel organe de mon corps refuse cette nourriture. Pourtant la purée maison de Flavien me tentait tellement. J'avale seulement quelques cuillères de crème caramel. La nourriture m'angoisse et en même temps elle m'obsède. Je passe des heures à regarder des recettes pour me donner de l'appétit. Je ne sais plus quoi essayer pour enfin manger. Mon ventre se tord de faim dans la nuit, donc je prends un minuscule bout de madeleine que je peine à avaler avec un peu d'eau. J'ai constamment un goût de fer dans la bouche. À l'hôpital, je buvais des gorgées de *Pepsi* sur les recommandations de l'équipe médicale. Cela atténue mes nausées, mais le sale goût persiste alors Nicole me conseille d'ajouter un peu de sucre dans mon verre d'eau… Miracle ! Ma bouche s'adoucit de jour en jour.

Les cinq kilos d'eau accumulés pendant l'autogreffe sont évacués et en mangeant si peu, je perds du poids. Je suis à moins trois kilos de mon poids de base. Ce n'est pas énorme, je ne m'alarme pas, mais la diététicienne de l'hôpital me menace de me remettre une sonde gastrique. Pour elle, ce n'est pas normal de si peu manger alors que cela fait trois semaines que je suis sortie de l'hôpital. Je refuse catégoriquement la sonde, mais elle insiste pendant quarante-cinq minutes au téléphone. Je suis épuisée et je me demande si elle a remarqué que j'ai terminé la conversation en pleurs. Les Kopines qui ont vécu l'autogreffe avant moi sont unanimes pour dire que l'appétit revient doucement. Coralie apaise mes inquiétudes, c'était pareil pour elle à la sortie de l'hôpital, il lui a fallu plusieurs semaines. Sur ses conseils, je noie quelques pâtes sous un yaourt nature et cela passe. Chez mes parents, maman me prépare des plateaux avec plein de choses pour me donner envie. Ce soir, c'est gougères au gruyère. C'est moelleux, cela passe bien, je fais doucement, les tuiles apéritives passent également. Je n'ai plus trop de goût donc je recherche du croustillant. Je suis contrariée, car je souhaite manger, tout me tente, mais impossible de tout avaler. Sur le plateau du matin, une pêche, les dernières de la saison, des céréales ramollies par le lait, une crème caramel, la valeur sûre, et de l'eau pour avaler mes deux gros médicaments. Mais malgré cette aide, je ne passe pas une matinée sans vomir. D'ailleurs, je me déplace avec ma bassine. Pour la nutritionniste, je ne dois pas m'imprégner de la souffrance des vomissements pour ne pas totalement me bloquer à remanger normalement.

Je suis entièrement tributaire de Flavien. Pour ma douche, par exemple, je ne tiens pas debout et si je m'assois, je ne me relève pas seule. L'autre jour, je me suis accroupie pour brancher la télévision, je me suis rapidement retrouvée sur les fesses en étant incapable de me redresser moi-même. Heureusement, Flavien était là et mon infirmière à domicile, Laurine, nous a montré comment il doit me relever correctement pour ne pas me faire mal ou se blesser. Pour récupérer des forces dans les jambes, j'essaie de marcher de plus en plus chaque jour. À peine cent mètres, mais je progresse de jour en jour. Ce midi, il fait un peu plus chaud que d'habitude, maman m'accompagne et je manque de m'évanouir à quelques pas de la porte. Je m'assois vite et maman me tend le seau. Je tiens à m'habiller, même si c'est ma seule action de la journée je trouve que cela me permet de me sentir mieux.

Pendant ma mise en quarantaine mes deux millimètres de cheveux tombaient et me démangeaient, mais impossible de me les raser. L'équipe médicale ne voulait prendre aucun risque. Trop tard, mais je viens de voir sur Instagram une solution très utile ! Comme ils se détachaient de mon crâne très facilement, il aurait suffi de coller du ruban adhésif et en le retirant de mon crâne les cheveux auraient suivi ! Cette astuce m'aurait évité plusieurs jours d'agacement.

Un mois après ma sortie d'autogreffe, alors que je me nourris exclusivement de feuilletés saucisses, nous allons quatre jours à l'Île de Ré avec Flavien, comme l'année dernière. J'ai de nouveau emprunté un fauteuil roulant, l'air marin me fait du bien. Puis je retourne au Spa de la Roche Posay avec maman. Je me sens à l'aise d'être tête nue au spa. Les gens sont habitués ici, je discute d'ailleurs avec une dame qui est soignée à Tours. Cet été, lorsque mes cheveux étaient juste rasés je n'hésitais pas à sortir sans turban, en plus il faisait chaud. Mais la repousse est un fin duvet doux qui prouve bien que ma coupe n'est pas volontaire. Et mon visage est marqué par la douleur donc pour donner de la couleur je préfère porter mon turban brillant *Entre Noue* ou mon béret rose. Contrairement à l'année dernière, je n'ai pas la force de nouer mes foulards.

Fin octobre, cela fait quinze jours que je ne vomis plus quand je mange, j'ai trouvé le temps extrêmement long. Cependant, je ne remange pas de tout et en petite quantité. La douleur physique a laissé place à la douleur psychologique. Elle est culpabilisante cette douleur, car après tout ce que j'ai traversé je ne veux pas que ma tête lâche. Je n'ai pas de force, je passe mes journées allongée sur le canapé. Il m'est très difficile de me préparer un thé. Cela ne paraît pas, mais c'est toute une aventure quand on manque de force. Après avoir pris une de mes jolies tasses, dans ma collection, je dois ouvrir l'imposant tiroir pour choisir mon thé, en mettre dans un sachet réutilisable puis soulever la lourde bouilloire et verser l'eau. Et si elle est vide… pas de thé, car impossible de la remplir pour l'instant.

Je ne veux pas continuer de vieillir si c'est pour souffrir et être dépendante. Je me raccroche au fait que ma situation est temporaire, mais je comprends maintenant mon arrière-grand-mère qui, à 97 ans, nous disait parfois qu'il était temps pour elle que sa vie se termine. Mémé Lydie était alors en maison de retraite et n'arrivait plus à s'adonner à sa passion de la lecture. Toujours dans le moment présent, elle avait toute sa tête pour discuter. J'ai eu la chance de la connaître jusqu'à mes 21 ans.

Deux mois après avoir reçu mon greffon, c'est exténuée que je consulte ma docteure à l'hôpital.

— Malgré une petite masse qui persiste, il n'y aura pas de seconde autogreffe comme c'était prévu. Votre moelle osseuse est en souffrance.

Cette masse d'un centimètre n'est peut-être pas cancéreuse, impossible de le savoir, car elle est trop profonde. Pour consolider les effets de l'autogreffe, je vais recevoir des anticorps, du Brentuximab, toutes les trois semaines en hôpital de jour. Et peut-être de la radiothérapie en février, pour espérer une réponse complète ensuite. Je dois repasser un TEP Scan fin décembre. Puisque les traitements vont être moins lourds, elle m'autorise à adopter un chat.

— Mais si possible pas un chaton, car ils sont porteurs de plus de maladies.

Cela tombe bien, je souhaite adopter un adulte en association. Je n'ai pas la force de faire son éducation et de nombreux chats adultes attendent de trouver une famille. J'ai une idée fixe du chat parfait et déjà un prénom, mais cela fait plusieurs mois que je vois la photo d'une minette tigrée et blanche. Tout ce qu'il y a de plus classique pour un chat. L'association la décrit craintive, bavarde et qui aime les câlins. Je constate qu'elle est à l'adoption depuis un an et demi soit… le début de mes traitements ! Je prends cela comme un signe et je supplie Flavien d'aller la voir. Il est immédiatement partant et l'association accepte notre dossier. La rencontre est laborieuse, elle se cache sous le canapé de sa famille d'accueil et même la pâtée, dont elle raffole, ne la fait pas venir. Au bout d'un moment, elle fonce vers les croquettes, j'en profite pour la caresser. Flavien s'approche à son tour et elle lui feule dessus. Cela ne nous empêche pas, dès le lendemain matin, d'aller acheter une litière pour l'adopter !

Suite à ce coup de cœur inexplicable, nous avons un chat ! Mon plus grand souhait, je suis tellement contente. Nous la renommons Kerry, comme le plus beau comté d'Irlande. Elle est peureuse, mais en trois jours elle est déjà sur le canapé avec nous le soir pour recevoir des câlins sur son ventre tout doux. Elle est propre, calme la nuit, elle gratte uniquement son arbre, adore monter à toute vitesse les escaliers, lécher son ours en peluche et parler… euh miauler.

Nous sommes encore en novembre, mais j'ai besoin de la magie de Noël alors je demande de l'aide à Flavien pour tout installer.

Piquée au vif

« — Coucou. Ça va ? Je voulais prendre de tes news…
— Hello. Week-end difficile, je vais doucement reprendre des forces jusqu'au prochain traitement.
—Tu as commandé quoi pour Noël ? »

Vendredi 13 décembre, j'assiste à une journée Rose Poudrée. L'association, du même nom, propose des événements entre femmes qui ont ou ont eu un cancer en région Centre. J'y retrouve Angéline et Dilek. Jeune trentenaire, Dilek m'a contactée sur Instagram. Elle habite à côté de chez moi et est également soignée à Bretonneau où nous nous sommes croisées plusieurs fois. Aujourd'hui, nous nous faisons maquiller puis photographier. Nous ne sommes pas nombreux, mais je suis intimidée de passer devant l'objectif. Alors que les autres font des pauses de stars, moi je fais le pitre pendant mon *shooting*. En rentrant, je suis frustrée de ne pas avoir pris de jolies pauses au lieu de rire à gorge déployée pour masquer ma gêne. Flavien me propose donc de refaire quelques photos auprès du sapin. Elles sont jolies et finalement celles de l'association le sont aussi. Contente de ces belles rencontres, mais épuisée, je mets trois jours à récupérer.

Mes globules blancs n'augmentent pas, je suis toujours en dessous de la norme. Une Kopine m'a conseillée de tester l'acupuncture et effectivement en une semaine ils ont triplé ! Je n'aurai pas besoin de manger du surgelé à Noël.

Nous retrouvons nos familles pour Noël, bébé Léandre a beaucoup plus de cheveux que moi ! Ma famille est petite, mon tonton et ma tata ont pris du recul par rapport à la maladie, de la distance face à moi. Mais leurs filles, mes deux cousines, ont toujours été présentes et continuent de l'être. Elles font partie des rares personnes à n'avoir jamais fait de « boulettes » en m'écrivant. À cause des traitements, nous nous sommes peu vues cette année. Alors, même si je suis très fatiguée, c'est agréable de revoir tout le monde. Pour la quatrième année consécutive, ma famille irlandaise m'a envoyé un pyjama pour Noël. C'est une tradition chez eux, le 24 décembre ils reçoivent un nouveau pyjama et passent la soirée avec. Cela me touche beaucoup que Sheila, la mère de famille, prenne du temps et dépense de l'argent pour moi.

Entre Noël et le Nouvel An, je dois passer un TEP Scan de contrôle anticipé, puisque le dernier n'était pas concluant. J'ai une sinusite, des crampes d'estomac et je suis éreintée, je n'ai absolument pas envie de passer trois heures à l'hôpital !

En attendant les résultats, nous fêtons Noël, quelques jours après la date officielle, chez mes autres grands-parents. La nuit a été difficile, maman me déconseille de venir, mais j'y tiens. Cela me causerait trop de peine, c'est peut-être mon dernier Noël. Après le repas et un peu de repos dans la chambre, je me sens mieux, je réussis à jouer avec toute ma famille.

Mais pour terminer l'année, les résultats du TEP Scan sont mauvais. La masse qui était présente a grossi et une nouvelle est apparue.

Cela ne va donc jamais s'arrêter ?

Mes parents et Flavien sont présents au rendez-vous, tout le monde pleure. Je vais recevoir un nouveau traitement, je ne sais pas lequel. L'équipe de Tours doit se concerter avec des spécialistes d'un hôpital parisien. Forcément, la peur de mourir est bien présente et également la crainte de souffrir avec le futur traitement. L'autogreffe a été tellement douloureuse, je redoute de devoir faire une allogreffe. Le principe est le même que l'autogreffe sauf que la moelle provient d'un donneur. La chance de trouver un donneur compatible est d'une sur quatre au sein de la fratrie et une sur un million dans le registre mondial. C'est un traitement lourd et les complications une fois greffé peuvent être importantes. Je ne suis pas prête à subir cela.

Le lendemain, nous souhaitons quand même célébrer la nouvelle année avec Grégory, le cousin de Flavien, et sa copine Manon qui m'a beaucoup soutenue durant l'année. Ils sont adorables et grâce à eux nous passons une belle soirée. Ce sont les garçons qui cuisinent !

Pour cette année 2020, je préfère me concentrer sur mes projets de loisirs créatifs. Kerry arrive à atténuer notre peine. C'est un bonheur d'avoir un chat à la maison. Cela fait à peine deux mois et elle est déjà bien à l'aise. Ma Chanelle, qui m'avait accompagnée 13 ans, me manque terriblement, mais je compare de moins en moins.

C'est mon anniversaire, j'ai 26 ans.
J'ai les cheveux d'un nouveau-né,
la concentration d'une enfant de cinq ans,
la pilosité d'une fillette de dix ans,
et l'intérieur du corps d'une mamie de quatre-vingts ans.

L'injection d'anticorps qui avait été repoussée au 9 janvier n'a finalement pas eu lieu. Ma docteure préfère que je me repose tout le mois de janvier avant de démarrer le nouveau traitement. C'est vrai que je n'ai plus de force. Je suis exténuée.

Je n'arrive pas à croire aux résultats du dernier TEP Scan. C'est forcément une erreur ! Je réclame un autre TEP Scan, fin janvier, avant de commencer quoi que ce soit. Tout cela c'est la faute de ma tête, elle n'a pas saisi le message. Je relance mes recherches pour comprendre la raison. Je colle un post-it dans mes toilettes avec écrit « Je suis guérie », ainsi je le lis tous les jours. Et même si la pensée positive ne fait pas tout, elle me permet de m'en persuader et d'être plus sereine. J'arrête de dire « mon » cancer ! Ce n'est pas le mien ! C'est UN cancer que j'ai eu, mais il ne m'appartient plus. Je m'en détache. Je me renseigne sur ce qui s'appelle la spiritualité. Rien à voir avec la religion ! Je me suis toujours intéressée à la spiritualité sans vraiment mettre un nom dessus. Dès mon plus jeune âge, j'ai été attirée par l'astrologie avec un vieux livre qui décrit les signes et cela m'amusait de lire mon horoscope dans le journal. Croire en l'astrologie, c'est croire en l'impact des astres sur notre vie… je n'y crois pas, j'en suis convaincue ! Même si cela me vaut quelques moqueries et quelques personnes qui essaient de me prouver le contraire, j'aime comparer les signes astrologiques. J'ai d'ailleurs remarqué que certains signes astrologiques étaient complètement absents de mon entourage !

Je me suis questionnée sur « mon pourquoi ». Pas « pourquoi moi, c'est injuste », sentiment que je n'ai jamais éprouvé, mais le sens que je devais donner à ce lymphome d'Hodgkin. Comme aucun facteur extérieur n'est connu pour cette maladie, c'est que je n'ai pas dû comprendre les précédents messages que mon corps m'a envoyés. Les médecins s'occupent de soigner mon corps physique, je veux absolument soigner mon corps psychique. L'année dernière, j'avais noté la signification de la maladie d'Hodgkin d'après *Le dictionnaire des maladies*, alors qu'à la première lecture cela ne me parlait pas, cette fois-ci c'était clair et logique. Le sang signifie la joie, j'avais perdu le goût de vivre, la confiance en moi. Nous sommes tous porteurs de cellules cancéreuses, mais tout le monde ne « déclenche » pas un cancer. Je pense qu'un événement bouleversant peut nous rendre malade ou que si nous gardons tous nos sentiments notre corps peut devenir une cocotte-minute.

Nous avons tous une conception différente de la vie et du monde. J'avais besoin de comprendre et la spiritualité m'a éclairée sur le sens de la vie et de la mort. Je suis donc une âme dans un corps physique, mais ma mort signifiera seulement la disparition de mon corps physique. Mon âme, elle, se réincarnera dans un nouveau corps et… en route pour un nouveau karma ! Même si je partage cette théorie avec beaucoup de personnes, cela est très personnel et en rien une vérité absolue. Cette explication me réconforte dans l'idée de mourir un jour. J'ai encore de nombreuses facettes de la spiritualité à explorer. J'en garde une partie rien que pour moi, car malgré tout, la spiritualité est très stéréotypée.

Après un mois intensif à travailler sur mon équilibre intérieur, je repasse le TEP Scan, mais malgré tous mes efforts, celui-ci montre carrément une augmentation des masses.

Je fais donc partie des 10 % réfractaires aux chimios[1]. Je vais commencer un traitement d'immunothérapie par pembrolizumab. L'immunothérapie ne vise pas directement la tumeur, elle agit sur le système immunitaire pour le rendre apte à attaquer les cellules cancéreuses en supprimant les points de contrôle entre deux cellules. J'ai pu lire sur edimark.fr que « le lymphome de Hodgkin est le cancer le plus sensible aux anti-PD-1, avec des taux de réponse

[1] Source, l'hématologue Éric Van Den Neste.

de l'ordre de 70 %. Ces traitements pourraient offrir une guérison définitive à certains patients, en particulier à ceux chez qui une rémission complète est obtenue ».

L'immunothérapie se déroule de la même manière qu'une chimio. Je reçois une poche en perfusion dans le PAC sur trente minutes en hôpital de jour tous les 21 jours. Les effets indésirables sont peu nombreux, il s'agit principalement de risques, par exemple le dérèglement du système digestif ou de la thyroïde.

Du fil à retordre

Il y a quelques mois, j'écrivais dans mon journal que je ne comprenais pas le champ lexical de la guerre dans un parcours de soin contre le cancer. Qui peut bien être cet ennemi invisible, si ce n'est mon propre corps ou mes pensées ? Je ne peux pas me battre contre moi-même ? Les traitements ne sont pas une bataille. Accepter un traitement ne fait pas de moi une guerrière, je les subis. Ceux qui ne survivent pas au cancer ne se seraient pas assez battus ? Non ! « Il n'y a pas d'ennemi quand il n'y a ni intelligence humaine ni intention de nuire. Il s'agit d'un phénomène biologique qui nous menace et nous met à l'épreuve, mais ce n'est pas une guerre », écrit, très justement, la philosophe Claire Marin dans *Le Monde*. Cependant, mon avis a légèrement évolué. Nous nous battons. Nous nous battons même tout le temps et pour tout ! Pour nous faire entendre par l'équipe médicale, avoir des droits, récolter des fonds pour la recherche contre le cancer… Comme à la guerre, nous sommes souvent à terre et pourtant, nous nous relevons, nous subissons les batailles perdues, mais nous n'abandonnons pas !

Ma deuxième injection d'immunothérapie me confirme que ce traitement va me permettre de reprendre doucement des forces. Hormis la fatigue, je n'ai pas d'effet secondaire. Je suis sereine sur la suite des traitements, j'ai même envie de repartir en escapades en France ! Mais pour le moment je suis encore fatiguée et j'ai du mal à dormir avec Flavien, je m'endors difficilement j'ai de gros frissons à l'intérieur de mon corps. Mes deux bouillottes et mon énorme pyjama d'hiver n'y changent rien. Je me suis acheté une moelleuse et adorable bouillotte Koala à la pharmacie. Je crois qu'elle est destinée aux enfants, mais ce n'est pas grave tant que cela me fait plaisir et me réconforte.

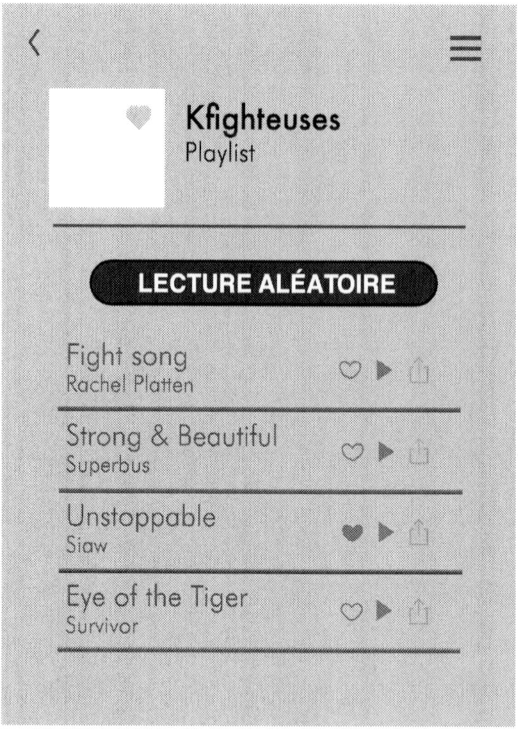
Kfighteuses
Playlist
LECTURE ALÉATOIRE
Fight song
Rachel Platten
Strong & Beautiful
Superbus
Unstoppable
Siaw
Eye of the Tiger
Survivor

Je ne pensais pas qu'un rêve pouvait s'éteindre avant même d'avoir été réalisé. Depuis mes neuf ans, je rêvais d'aller en Australie. Ce n'est plus un rêve, ce n'est même plus une envie. La peur a-t-elle eu le dessus ou me suis-je simplement rapprochée de l'essentiel ? Je n'ai plus envie de courir à la découverte d'un maximum de pays. Je souhaite prendre le temps de découvrir, nouer des liens forts avec le pays qui me fait du bien : l'Irlande.

J'arrive à faire de plus en plus de loisirs créatifs et cette année, j'ai décidé de donner toute mon énergie à la campagne « Une jonquille contre le cancer ». Je propose à la vente des bagues jonquilles que je réalise à la main avec de la pâte WePAM ! En ce début mars, les jonquilles fleurissent, cela annonce le printemps c'est également le symbole de la lutte contre le cancer soutenu par l'institut Curie et sa campagne annuelle. Loin de moi l'idée de me faire de l'argent sur le dos de cette cause qui me touche de près. Pour chaque bague vendue, je reverse six euros à l'institut Curie, il me reste donc un euro pour rembourser mon matériel. Tout a commencé il y a quelques semaines quand je me suis réalisé une broche jonquille à porter pendant la campagne. J'ai ensuite modelé une bague pour ma mère afin qu'elle puisse parler de la cause à son travail. C'est alors que je me suis dit que je pouvais en faire plusieurs afin de les vendre. Après douze jours de campagne, je suis fière d'avoir vendu quarante-deux bagues. Cela représente un total de deux-cent-cinquante-deux euros, plus cinquante-et-un euros de dons libres. L'institut Curie va donc recevoir trois-cent-trois euros. J'en suis très contente.

Lors de cette campagne qui s'est déroulée du 10 au 22 mars 2020, il y a eu un bouleversement dans nos vies. Un confinement ! Comme si je n'avais pas eu assez de celui en chambre stérile en septembre 2019 ! Je suis habituée à ne pas trop sortir, cela fait deux ans que nous faisons très attention, surtout avec l'aplasie. Le gel hydroalcoolique n'est pas une nouveauté dans mon sac à main. Les seuls changements sont que Flavien est en télétravail, il a donc réquisitionné mon atelier à l'étage, et mes séances avec la psychologue seront désormais par visio.

Mercredi 25 mars, c'est dans une ambiance apocalyptique que je vais, seule, à mon immunothérapie. La réceptionniste me remet un masque chirurgical, ma température est prise deux fois et je frotte à trois reprises mes mains au gel hydroalcoolique.

Avec l'arrivée du coronavirus, toutes les chaînes d'informations parlent du service réanimation. Je me sens mal dès que je vois les images donc je préfère les éviter. Des souvenirs de mon autogreffe me reviennent d'un coup. Je me revois, ou plutôt j'éprouve de nouveau, cet épuisement, cette lourdeur du corps que j'avais ressentie en autogreffe. Deux aides-soignantes étaient autour de moi, elles me secouaient psychologiquement avec la menace d'aller en salle de réanimation. Ma tension était trop basse, je risquais le coma.

— Réveillez-vous, vous devez absolument rester éveillée, bougez un peu.

Tout était flou, j'avais envie de dormir.

— Vous ne dormirez pas si vous allez en réanimation à cause du bruit des machines et des lumières toujours allumées. Ce n'est pas le moment de dormir.

J'ai peur de me retrouver seule en réanimation si je l'attrape. Même sans devoir être hospitalisée, j'appréhende simplement d'être malade, clouée au lit et ne rien pouvoir faire. Alors je sors uniquement pour aller en traitement à l'hôpital toutes les trois semaines. Et les rares personnes qui entrent dans notre maison sont les infirmières à domicile.

La crise sanitaire me permet de ressortir ma machine à coudre pour confectionner une dizaine de masques en tissu et d'enfin apprendre le crochet, un loisir qui semble vieillot, mais qui revient à la mode. À l'aide de vidéos sur Instagram, j'ai su réaliser un petit personnage dès les premiers cours ainsi qu'un joli châle. Apprendre quelque chose de nouveau booste la confiance, surtout quand je constate que j'y arrive tout en y prenant du plaisir.

Un mois après la fin du confinement, en juin, j'ose mettre un pied dehors. Nous allons chez notre super coiffeuse, Line. Une dame passe la tête par la porte et demande une place pour sa couleur. Elle nous regarde et en plaisantant, nous dit :

— Attention, car la dernière fois un monsieur est ressorti chauve !

Elle ne croit pas si bien dire, c'est Line qui m'a rasé les cheveux l'été dernier. J'ajoute du tac au tac :

— C'est fou, il m'est arrivé la même chose ici la dernière fois, je suis aussi ressortie chauve !

La dame repart l'air de rien. Cette petite blague entre nous nous fait bien rire.

Nous reprenons nos escapades en visitant les plus beaux villages de France à proximité de Tours. Mais je suis toujours exténuée et les mois sans sortir ne m'ont pas aidée, je marche difficilement, mes jambes sont en coton. J'ai perdu en muscle et en vitalité. Alors je loue un fauteuil roulant par l'intermédiaire de l'hôpital. Désormais après avoir déjeuné je fais une sieste, impossible d'y échapper. Nous partons un week-end en Auvergne pour éviter la foule. Mais la peur du coronavirus nous empêche de profiter de nos proches. Nous n'avons pas assisté au repas des 80 ans de mamie ni à l'anniversaire des neveux de Flavien.

Je n'ai pas eu de TEP Scan depuis fin janvier par conséquent, mi-août, un bilan à mi-parcours s'impose. L'immunothérapie est un long traitement, j'ai dû attendre qu'il fasse effet avant de contrôler. Je suis restée seulement deux heures à l'hôpital et j'y suis retournée trois jours plus tard pour les résultats. Ma docteure explique que les masses diminuent, mais qu'il en reste. Nous nous attendions à ce que le traitement ait totalement fait effet ou pas du tout. Blanc ou noir. Pas gris. Je continue six mois comme prévu.

Il y a un an, j'étais en autogreffe. Je suis amère qu'elle n'ait pas fonctionné et d'avoir quand même subi toute cette souffrance.

Flavien me remémore que la poche des cellules souches sentait l'artichaut. Je ne sentais rien, mais tous ceux qui entraient dans la chambre stérile le disaient à la suite de la perfusion. C'est peut-être inconsciemment pour cela que j'ai très envie de manger de l'artichaut. Il paraît que c'est bon pour le foie ! Mais une fois l'artichaut dans mon assiette je bloque après quelques feuilles. L'odeur et la texture me dégoûtent. Ce n'est pas le seul souvenir qui me revient en pleine figure. Je me rappelle d'un soir, démoralisée, chantant la chanson *Maman* de Louane. Dans ma tête pendant des heures, je finis même par la chanter à haute voix en pleurant. Je me revois pleine de désespoir. Je me fais tellement de peine.

« J'suis pas bien dans ma tête, maman.
J'ai perdu le goût de la fête, maman.
Regarde comme ta fille est faite, maman »

Depuis l'autogreffe j'ai perdu en sensibilité dans les doigts. Je suis incapable de toucher du papier, j'ai une sensation constante d'avoir les mains pleines de poussière. Quand j'ai repris la broderie, en janvier, je n'avais plus la force de passer l'aiguille à travers le tissu et surtout, je sentais à peine l'aiguille entre mes doigts et la sensation du fil n'était pas agréable du tout. J'ai persisté en mettant de la crème hydratante et petit à petit j'ai vu des progrès. Je suis certaine que la broderie m'a aidée à retrouver ma sensibilité dans les doigts. Et quel moment de détente !

Pour la première fois, j'ai participé activement à la journée mondiale de sensibilisation au don de moelle osseuse, le 17 septembre, sur mon Instagram et sur mon blog. Il faut dire que je connais les deux côtés, le donneur et le receveur puisque j'ai reçu mon propre greffon. J'ai également effectué les deux prélèvements possibles, dans l'os sous anesthésie générale, quand je me suis fait opérer de mon os de talon pour le combler avec de la moelle de ma hanche. C'est une petite douleur identique à un bleu pendant quelques jours. Et un deuxième prélèvement par prise de sang de quatre heures pour récolter les cellules souches en vue de mon autogreffe. Je l'ai fait en étant malade et épuisée et cela s'est bien passé donc pour quelqu'un en forme c'est facile, cela prend juste un peu de temps. Il faut savoir que seulement 260 000 personnes en France sont inscrites dans le registre mondial contre 3,5 millions en Allemagne. Non, je n'ai pas oublié de zéro au chiffre des donneurs Français. Comme le don du sang, on parle de sauver une vie, sauf que dans cette situation c'est encore plus fort ! La compatibilité est bien plus faible avec seulement 1 chance sur 1 million. Dans de nombreux cancers du sang, la greffe est le seul et unique traitement qui peut sauver le malade. Le seul traitement qui peut le maintenir en vie. Le donneur donne de son temps seulement si une compatibilité est trouvée, les cellules souches ne sont pas conservées. Le don ne se fait pas en urgence. Pour devenir volontaire et avoir la chance de sauver une vie il suffit de s'inscrire sur le site www.dondemoelleosseuse.fr

Dans l'espoir que mes règles réapparaissent, je décide de stopper ma pilule avec l'accord de mon hématologue. Il y a de fortes probabilités que je sois stérile suite aux nombreuses chimiothérapies. Impossible d'avoir un rendez-vous avec un gynécologue qui connaîtrait un minimum les problématiques liées aux traitements anticancéreux. L'association IETO37 m'a conseillé une gynécologue spécialisée dans les cancers du sein qui saura peut-être répondre à mes questions. Je me heurte à la secrétaire qui juge bon de ne pas m'accorder de rendez-vous malgré mes explications.

— Mais madame ! C'est un hématologue qu'il faut consulter !

Les jours suivant l'arrêt de ma pilule, j'ai des bouffées de chaleur. Je suis certainement ménopausée. Mon taux d'hormones a été analysé, mais je n'ai pas souhaité connaître le résultat s'il n'y avait pas de risque immédiat. Cependant, l'hormone de la thyroïde montre un dérèglement. C'est l'un des risques connus de l'immunothérapie. Le taux est trop élevé, un médicament, le *Levotyrox*, va l'aider à se réguler.

Alors que je pensais mon TEP Scan de cet été peu convenable, l'équipe médicale le trouve presque parfait et souhaite contrôler à neuf mois de traitement et non attendre un an. Début novembre, je passe de nouveau un TEP Scan. Il est tôt, je suis la première, mais rien ne se passe comme d'habitude. Il y a de nouvelles têtes, le jeune aide-soignant m'installe dans le fauteuil d'un box qui se ferme par un demi-rideau en plastique, juste à côté du bureau des infirmières. L'une d'entre elles arrive immédiatement, je la sens sûre d'elle, cela me met en confiance. Habituellement, je suis dans une petite pièce et sur un brancard. Alors je l'interroge sur le produit. Comme c'est un Tep Scan qui n'était pas prévu, peut-être est-ce un autre produit ? Mais elle me signale que c'est le même, mais qu'ils sont débordés aujourd'hui.

Je lui explique que je suis difficile à piquer, mais justement je n'ai pas fait ma prise de sang hier pour laisser mes bras intacts. J'ai mon ordonnance avec moi, elle me propose de la réaliser en même temps. Elle commence par le bras droit.

— N'hésitez pas à chercher la veine, mais cela m'arrive souvent de devoir être piquée plusieurs fois. Surtout dans ce service où le record est de sept tentatives. Mais je ne tiendrai pas jusque là !

— Je ne ferai pas plus de deux essais, me dit-elle avant de passer à l'autre bras.

Une seconde infirmière arrive. Elle souhaite de nouveau essayer au pli du coude droit. Je signale que je préfère parler que souffler cela fonctionne mieux. Je demande si Marion est présente aujourd'hui, elles me disent que non.

Finalement, elle m'ordonne de me taire et de rester focalisée sur la prise de sang, mais cette troisième tentative ne fonctionne pas. Elles veulent essayer sur la main, mais les larmes montent et je refuse catégoriquement. Je suis prête à m'enfuir si elles insistent. C'est douloureux sur la main, surtout en gardant un cathéter pendant plus d'une heure alors que je sais que c'est possible dans le pli du coude ! Elle repasse donc au bras gauche déjà bien douloureux de la précédente tentative.

— Une fois le garrot mis, vous ne sentirez plus la douleur, me dit-elle avant de repiquer.

Cette fois, j'ai mal !

— Vous êtes très très très très angoissée par les piqûres !
— Non pas vraiment.
— Ah si, si, si !

Après 30 minutes, je suggère que nous attendions Marion si elle arrive plus tard.

— Marion, elle n'est pas là ! On ne parle pas de Marion ! me dit la seconde infirmière d'un ton très sec.

Retour au bras droit et elle commence à me parler. La première l'interrompt et d'un ton mielleux :

— Est-ce que vous vous êtes déjà concentrée sur une rivière qui coule lentement ?

Je n'entends pas ce qu'elle me raconte, mais en la fixant je réalise que c'est le même duo qui m'a piquée sept fois il y a un an et demi ! Je bouillonne de rage, je ne les ai pas reconnues avec les masques ! Au même moment, la seconde réussit à piquer !

— C'est prouvé, penser à de l'eau qui coule cela fluidifie le sang ! Et ma collègue est douée.

C'est la première fois que j'entends cela. Elle m'injecte enfin le produit. J'essaie de ne pas penser aux 45 dernières minutes, mais j'ai envie de pleurer.

Au bout d'une heure, elle revient pour retirer la perfusion et en rajoute une couche :

— Quand vous-vous angoissez ça rétrécie les veines, la première tentative je sentais la veine et quand vous m'avez parlé des sept tentatives… Hop ! Elle a disparu ! La prochaine fois, mettez des patchs anesthésiants sur les deux plis du coude. Et sur les mains !

Dans le scanner je ne peux m'empêcher de penser à tout ce cirque. Si je ne suis pas assez détendue, est-ce que cela aura une incidence sur le résultat ?

Piquée au vif

« Le mari de ma cousine a eu la même chose que vous, mais lui il en est mort. »

Deux jours après, je vais avoir le résultat du TEP Scan lors de mon immunothérapie. Depuis lundi c'est la nouvelle vague d'internes qui est arrivée à l'hôpital. Après les questions habituelles, je demande trois choses à l'interne, le renouvellement de mon arrêt de travail, le résultat de la prise de sang pour la thyroïde et le résultat de mon TEP Scan. Dix minutes plus tard, elle revient affolée, sans mon arrêt de travail et sans mon résultat.

— Vous avez consulté un endocrinologue ? me demande-t-elle.
— Non, mais le service hémato l'a contacté. Le taux est à combien ?
— Bah je sais plus exactement, très élevé… 20 !
— Oh ! On est bon ça a bien baissé, j'avais 104 il y a trois semaines. Je suis sous *Levothyrox*. Et mon TEP ?
— Les deux médecins qui vous suivent ne sont pas là aujourd'hui. J'ai commencé à lire le compte-rendu, me répond-elle en s'éloignant.
— Regardez en bas du document si c'est signé par le médecin. Si c'est signé par un interne, c'est un document temporaire, inutile de le lire, je lui précise.

On me débranche et j'attends… mais au bout de quarante minutes, toujours rien, je décide d'aller attendre devant le bureau. En arrivant devant la porte, ils parlent justement de moi, je reste dans la pénombre du couloir.

— Ah oui, je vous ai pas dit, Mme Naudin veut un arrêt de travail, dit l'interne qui est venue me voir.
— Elle ne peut pas demander à son médecin traitant ? Répond un jeune en blouse blanche.
— Je ne sais pas, c'est le magasin ici tout le monde à des demandes, rigole-t-elle en regardant le deuxième interne.

Le jeune en blouse sort du bureau, je lui explique que je viens pour mon arrêt de travail et il se présente en tant que médecin. Première fois que je le vois, il semble avoir mon âge. Il accepte de me faire l'arrêt de travail après m'avoir demandé si mon médecin traitant ne pouvait pas le faire.

— Et mon TEP Scan ?
— On ne vous l'a pas dit ? Rémission complète, m'annonce-t-il comme si c'était le plat du jour.
— Mais, mais vous m'annoncez ça comme ça ? J'attends depuis deux ans et demi, je spécifie et ris nerveusement.

J'ai les jambes qui flageolent, j'aurais préféré être assise ou… Je ne sais pas ce qui aurait été mieux.

— On ne vous l'a pas annoncé après l'autogreffe ?
— Non, elle n'a pas fonctionné. En deux ans et demi, le mot n'a jamais été prononcé.

Il se dirige vers l'intérieur du bureau et s'adresse à l'interne :

— Tu ne lui as pas dit le résultat ?
— Je sais pas moi, c'est vous le médecin, lui répond-elle.

Bon au moins cette interne reconnaît quand elle ne sait pas et je leur précise que je préfère que ce soit un médecin qui annonce ce genre de chose.

Je retourne à la voiture et raconte à Flavien. En lui expliquant, le doute m'envahit. Ils m'ont déjà fait le coup d'une lecture trop rapide ! J'ai peur que ce scanner ne soit pas aussi bon qu'annoncé donc j'envoie un e-mail à mon médecin référent.

Elle m'appelle et me confirme que les résultats sont parfaits, cependant, elle ne préfère pas utiliser le mot rémission. Je ressens un énorme soulagement, physiquement c'est comme un poids en moins dans ma poitrine. L'immunothérapie doit continuer jusqu'en février minimum, mais contrairement aux tous premiers traitements je sais que je n'ai plus ma place à l'hôpital, j'ai autre chose à faire ailleurs. J'y retournerai avec plaisir, mais pour participer à des ateliers et rencontrer de jeunes patients après mes traitements.

Les Kopines diagnostiquées en 2018 sont en rémission, nous discutons moins, car nos préoccupations sont différentes. J'échange régulièrement avec Léna qui est une des rares personnes que j'ai trouvée sur Instagram à avoir un Hodgkin réfractaire, pour qui l'autogreffe n'a pas non plus fonctionné. Elle a donc subi une allogreffe et son état de santé actuel est difficile. Toujours grâce à Instagram, en octobre, Flavien m'a conduite à Orléans rencontrer Fabienne qui a eu une leucémie et également une allogreffe, avec qui je parle régulièrement depuis un an. Le destin a voulu qu'elle arrive dans ma vie, en janvier, au moment où je me questionnais sur le lien entre mon corps et mes émotions, elle est d'une aide précieuse. Je suis également en contact avec Amandine qui a eu une autogreffe juste avant moi donc nous vivons presque les mêmes choses. Nous rions beaucoup par message et j'espère bientôt aller la rencontrer au Mans. Échanger régulièrement avec des personnes qui comprennent mon quotidien m'apporte beaucoup.

Une autre Amandine indispensable, l'infirmière des jeunes de l'hôpital. Heureusement qu'elle est là. Elle fait l'intermédiaire entre l'équipe médicale et les jeunes patients. Elle prend le relais pour expliquer de nouveau quand on ne comprend pas. Nous pouvons nous confier, elle est à notre écoute, répond à nos interrogations et nous rassure. Elle simplifie « la vie médicale » en nous déchargeant d'un poids administratif. Par exemple, elle synchronise les rendez-vous pour ne venir qu'une seule fois à l'hôpital dans la semaine. La fatigue psychologique est importante et Amandine m'aide à ne rien oublier et s'assure toujours que j'ai bien compris. Depuis le début de la crise sanitaire, elle prend toujours le temps de me parler lors de ma venue toutes les trois semaines en hôpital de jour. Comme je dois venir seule en traitement, sa présence est appréciable. Elle me partage de précieuses informations, m'informe des événements, des associations existantes. La première année de traitement, ce poste n'existait pas, je me sentais seule en tant que jeune. Grâce à Amandine, j'ai été mise en contact avec d'autres jeunes. Avant son arrivée, je ne me sentais pas autant soutenue. Je mesure la chance d'avoir une infirmière dédiée aux jeunes. C'est un véritable plus dans le parcours de soin.

Mon TEP Scan de février 2021 est décisif. Je ne sais pas ce qu'ils vont décider pour la suite des traitements, mais j'espère que les résultats seront bons. C'est la fameuse Marion qui me pose la perfusion. Tout se passe bien. Le médecin, pour la toute première fois, me propose de venir me dire le résultat à la fin. Je suis confiante donc j'accepte.

Je termine ma collation quand le médecin arrive. On s'assoit et il me dit qu'il a vu quelque chose.

— Je vais examiner les images, vous regarder sous toutes les coutures et faire part de la masse sus carinare à votre hématologue.

J'essaie de me persuader que ce n'est rien lors du trajet vers la maison avec Flavien. J'appelle mes parents. Mais je craque et me mets à pleurer en rentrant. Mes idées noires reviennent… Je suis fichue !

Deux jours plus tard, nous avons une bonne nouvelle, Flavien va conserver son poste. Avec la crise sanitaire, son entreprise a déjà licencié plusieurs personnes. Mais grâce à un nouveau projet, il n'y aura pas de licenciements supplémentaires dans son service.

Le soir même, je vois le numéro du service hémato s'afficher. En quelques secondes plusieurs questions me passent par la tête. On arrête l'immunothérapie ? Je vais en allogreffe ? Ils se sont trompés de personne ? Mon hématologue m'explique :

— Le TEP Scan a été programmé trop proche de la dernière immunothérapie. Il y a une inflammation que nous ne pouvons pas prendre en compte. Je vous programme un nouveau TEP dans un mois, juste avant l'immunothérapie.

Quel soulagement ! L'espoir est de nouveau permis. Elle m'a appelée sans savoir que j'étais au courant des résultats du scanner et que j'attendais complètement désespérée depuis trois jours.

La semaine d'après, j'ai un contrôle ORL à l'hôpital. À l'accueil, la secrétaire me demande ma carte d'identité. Elle la regarde et me dit :

— Ça vous allait bien les cheveux longs !
— Cancer ! je lui réponds sans détour.

Je ne vais pas bafouiller et m'excuser d'avoir été malade. « Euh bah en réalité… c'est parce que… » Non ! La raison est simple, j'ai eu un cancer. Sa remarque n'est pas méchante, je ne l'ai pas mal prise. Je l'ai même rassurée quand elle s'est excusée.

— Je n'ai pas mal vécu ma perte de cheveux, le matin c'est plus rapide et je n'aurais jamais osé une coupe courte, c'était l'occasion.

Je pense qu'elle n'osera plus se permettre ce genre de commentaire. Je vais les garder encore un peu courts, en les laissant pousser à l'avant pour une coupe « boule ».

Lundi 8 mars, j'ai rendez-vous à 10 h 45 pour mon TEP Scan, je dois être à jeun. Avant, je vais voir l'assistante sociale pour compléter mon dossier MDPH, car en avril cela fera trois ans que je suis en arrêt. Je vais donc passer en invalidité. Mes aides financières seront considérablement réduites, mais pour le moment je suis incapable de reprendre un travail, impossible de rester concentrée deux heures de suite par jour. Plus les traitements sont longs et plus les troubles cognitifs sont importants. Pourtant, je souhaite pouvoir reprendre mon métier d'infographiste multimédia un jour.

Quand une personne s'est assurée que je ne vais pas trop mal, elle me demande si j'ai repris le travail ou si ma reprise est envisagée. La question du travail se pose également quand je rencontre de nouvelles personnes.

— Tu fais quoi dans la vie ?
— Je me soigne.

Ils sont débordés aujourd'hui, je passe dans le scanner à 13 h 30. Je demande à mettre la radio pendant l'examen. Le mois dernier, l'infirmier m'a appris qu'il suffisait que je demande, si elle n'était pas allumée. Quand je repense à tous ces TEP Scan dans le silence, seule avec mes pensées alors qu'il suffisait de demander ! La dernière fois, j'ai eu la chanson *Zen* de Zazie, c'est marrant, car je me répète souvent le refrain pour cet examen.

« Fallait rester zen
Soyons zen
Du sang froid dans les veines
Soyons zen »

Cette fois, j'entends *Relax* de Mika ! La radio me fait passer des messages ! L'examen se termine, je le sais, il reste quelques minutes, juste le temps de retraverser la machine et une dernière chanson… MA chanson ! *Je t'aimais, je t'aime et je t'aimerai* de Francis Cabrel. C'est la chanson de mon baptême, c'est celle que je souhaite si je me marie et celle que je veux à mon enterrement. Les larmes me montent toujours aux yeux quand je l'entends. Qu'elle passe maintenant c'est forcément un signe ! Un bon signe. La rémission ! Je l'espère.

C'est seulement deux jours plus tard, le mercredi 10 mars, lors de mon traitement d'immunothérapie que la docteure vient me voir :

— Deux points sont toujours visibles, mais le traitement donne des phénomènes inflammatoires qui peuvent perturber les images, m'explique-t-elle.

Elle me dit de ne pas m'alarmer à la lecture du compte-rendu. La situation est moins inquiétante que cela en a l'air sur le papier. Je continue le Pembrolizumab, une année de plus.

— Si je ne suis pas en rémission, quel mot je peux utiliser ?
— Que dites-vous de rémission incertaine ? me propose-t-elle.

Je suis confuse. Les résultats ne sont pas parfaits, mais elle semble contente et confiante pour la suite. Combien de temps vais-je rester dans cette incertitude ? Certainement un moment, car mon prochain examen sera un scanner classique fin 2021.

Trois ans après le diagnostic, je suis toujours en traitement d'immunothérapie et déclarée en invalidité. Flavien a fait la concession de ne pas retourner vivre dans le Sud de la France, nous cherchons à acheter une maison en Touraine. Je sais désormais que nous pouvons compter l'un sur l'autre. Après seulement quelques mois ensemble, il est resté, m'a soutenue, s'est investi à cent pour cent dans notre relation. Grâce à lui, beaucoup de choses ont été plus simples. Il me laisse le temps de reprendre des forces, de faire la sieste au lieu de passer l'aspirateur, d'écrire un livre au lieu de cuisiner…

Perfusion d'amour

«Tu es forte, tu es douée,
tu es celle que j'aime et rien ne pourra
y changer ! »

La maladie m'a volé de belles années d'insouciance et mon énergie. D'un autre côté, j'ai gagné du temps avec des amitiés qui n'en valaient peut-être pas la peine, une connaissance de moi et de ce que j'aime vraiment. Je vois la vie différemment même si je me tracasse toujours autant pour les petits problèmes du quotidien. Je n'en veux pas à la vie, j'ai certainement eu besoin du cancer pour grandir et apprendre. Je deviens légale de ma famille et non plus la petite Laura, un rôle dans lequel je me suis très longtemps complu. J'ai appris à accepter qu'on me vouvoie, ce qui était difficile pour moi lors de mes premières hospitalisations. Il m'est encore difficile de dire que je suis une femme et non une fille, mais j'y travaille.

Avec ce témoignage, je mets un gros point final dans la tronche du cancer et je retourne vivre passionnément.

L'avant, c'est le renouveau quotidien
qui me porte loin.

À épingler

Je vous remercie d'avoir pris le temps de lire mon témoignage. Vous pouvez me retrouver sur tous les réseaux sociaux sous le pseudo «Chala Moda».

Ainsi que sur mon blog : http://chala-moda.com

Pour vous aiguiller

Printed in Poland
by Amazon Fulfillment
Poland Sp. z o.o., Wrocław

80325057R00099